GESUND MIT

VISITE

BLUT-HOCHDRUCK

Inhalt

Vorwort 4

Damit die Therapie gelingt 6

Bluthochdruck – der stille Killer 8

Motor des Lebens: das Herz-Kreislauf-System 14

Auf einen Blick: Wichtiges auf den Punkt gebracht 18

„Jeder kann selbst etwas tun“ Interview mit Prof. Dr. med. Andreas Metzner 20

Brauchen Frauen eine andere Behandlung als Männer? 24

Irrtümer und Mythen: Was ist wirklich dran? 26

Neues aus der Forschung: Was die Wissenschaft weiß 28

Hypertonie: Wie groß ist Ihr Risiko? 30

Medikamente: Was Sie wissen müssen 32

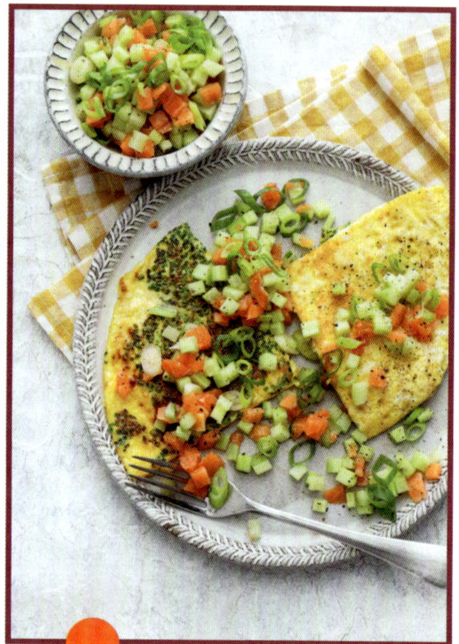

Sanfte Hilfe aus der Natur: Druck abbauen mit Pflanzenpower 34

Fragen und Antworten: Das sollten Sie wissen 38

Die richtige Ernährung: Essen Sie sich gesund 40

Endlich besser essen: So stellen Sie Ihre Ernährung um 42

Die besten Lebensmittel: Blutdrucksenker aus der Küche 46

Rezepte, die Ihre Gefäße schonen 50

Frühstück 52

Sattmacher 62

Kleine Gerichte 88

Süßes & Desserts 104

Mehr bewegen mit sanftem Training 110

Der richtige Mix macht's: Ohne Bewegung geht es nicht 112

Isometrische Übungen: Muskeltraining auf die sanfte Tour 116

Dehnübungen: Immer schön elastisch bleiben 121

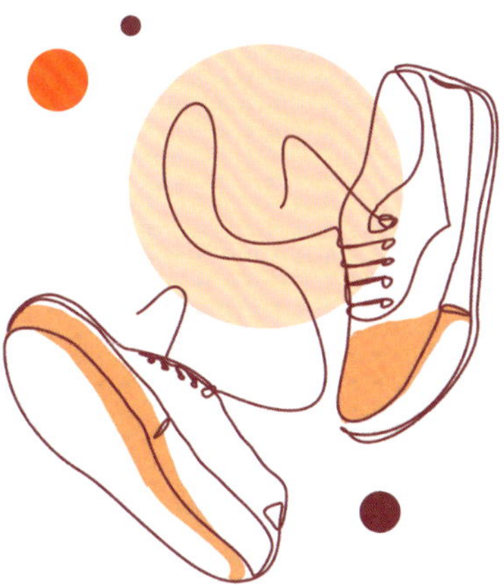

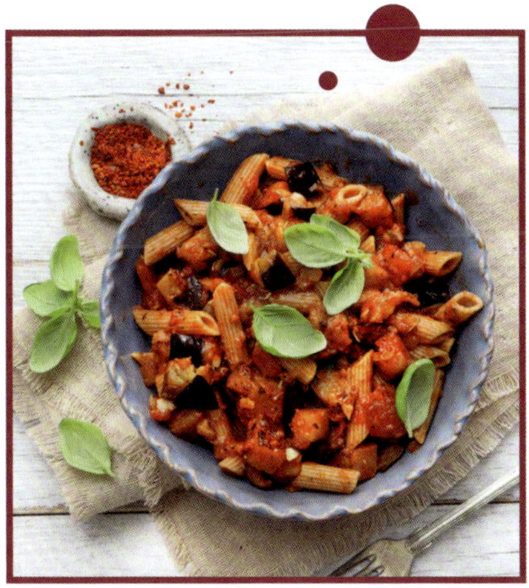

Gutes für die Seele 126

Mehr Achtsamkeit, um besser durchzuhalten 128

Hohe Werte senken – so geht's ganz nebenbei 130

Selbstmotivation: Ich mache das jetzt! 136

Wichtige Quellen 138

Sachregister 139

Rezeptregister 140

Impressum 142

Innenklappe vorne: So nehmen Sie den Druck raus

Innenklappe hinten: 10 Tipps: So sparen Sie Salz

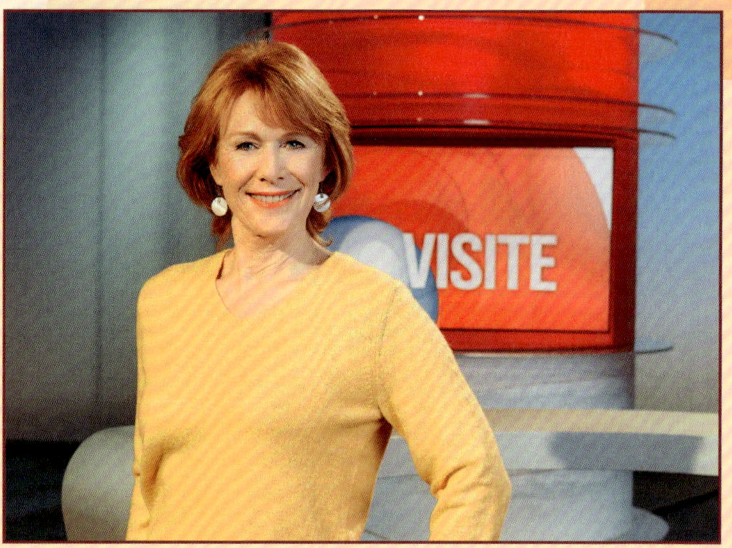

„Ich halte nichts davon, bei Gesundheitsproblemen den Kopf in den Sand zu stecken oder zu glauben, nur Ärztin oder Arzt können es richten. Mein Motto ist: Wenn du nichts änderst, ändert sich nichts. Beim Kampf gegen Bluthochdruck gilt das besonders. Davon bin ich überzeugt.“

Herzlich willkommen in diesem Buch!

Und meinen Glückwunsch!

Wenn Sie weiterlesen, kann das nämlich ihr Leben verlängern. Kein Scherz. Bluthochdruck gilt als „stiller Killer" und ist laut Weltgesundheitsorganisation europaweit der gefährlichste Risikofaktor für Tod und Behinderung, doch es gibt eine gute Botschaft: Gegen diesen tückischen Treiber von Herzinfarkt und Schlaganfall haben wir so viele wirksame Behandlungs- und vor allem auch Selbstbehandlungsmöglichkeiten an der Hand wie gegen keine andere ernste Erkrankung. Das liegt zum einen an den modernen Medikamenten, die in diesem Buch gut erklärt werden, zum anderen aber – und das ist entscheidend – auch an den zahlreichen Stellschrauben, an denen jeder von uns tagtäglich ganz einfach selbst drehen und auf diese Weise das Hochdruckrisiko senken kann.

Worauf es ankommt und wie überraschend simpel es sein kann, die komplexen Mechanismen positiv zu beeinflussen, die im Körper zu Bluthochdruck führen, zeigt dieses Buch. Verständlich, mit vielen Tipps, Tricks und klaren Anleitungen zum Handeln. Hier die Ernährung ein kleines bisschen ändern, dort den Körper regelmäßig gezielt be- und entlasten. Schon kleine Lebensstiländerungen können Großes bewirken und manchmal sogar eine Tablette ersetzen.

In Visite haben wir schon oft über Bluthochdruck informiert. In diesem Buch ist das Wichtigste für Sie zusammengefasst. Und Sie werden auch Dinge erfahren, die Ihnen bestimmt noch niemand in der Sprechstunde erzählt hat – zum Beispiel, warum man vor dem Blutdruckmessen erst mal die Blase leeren sollte oder weshalb die Vorliebe für Lakritz zu einem echten Blutdruckproblem führen kann.

Jetzt freue ich mich, dass Sie dabei sind und Lust darauf haben, noch mehr zu erfahren. Ich habe übrigens als Erstes auf Seite 30 den Risikotest gemacht. Und wo starten Sie ...?

Vera Cordes

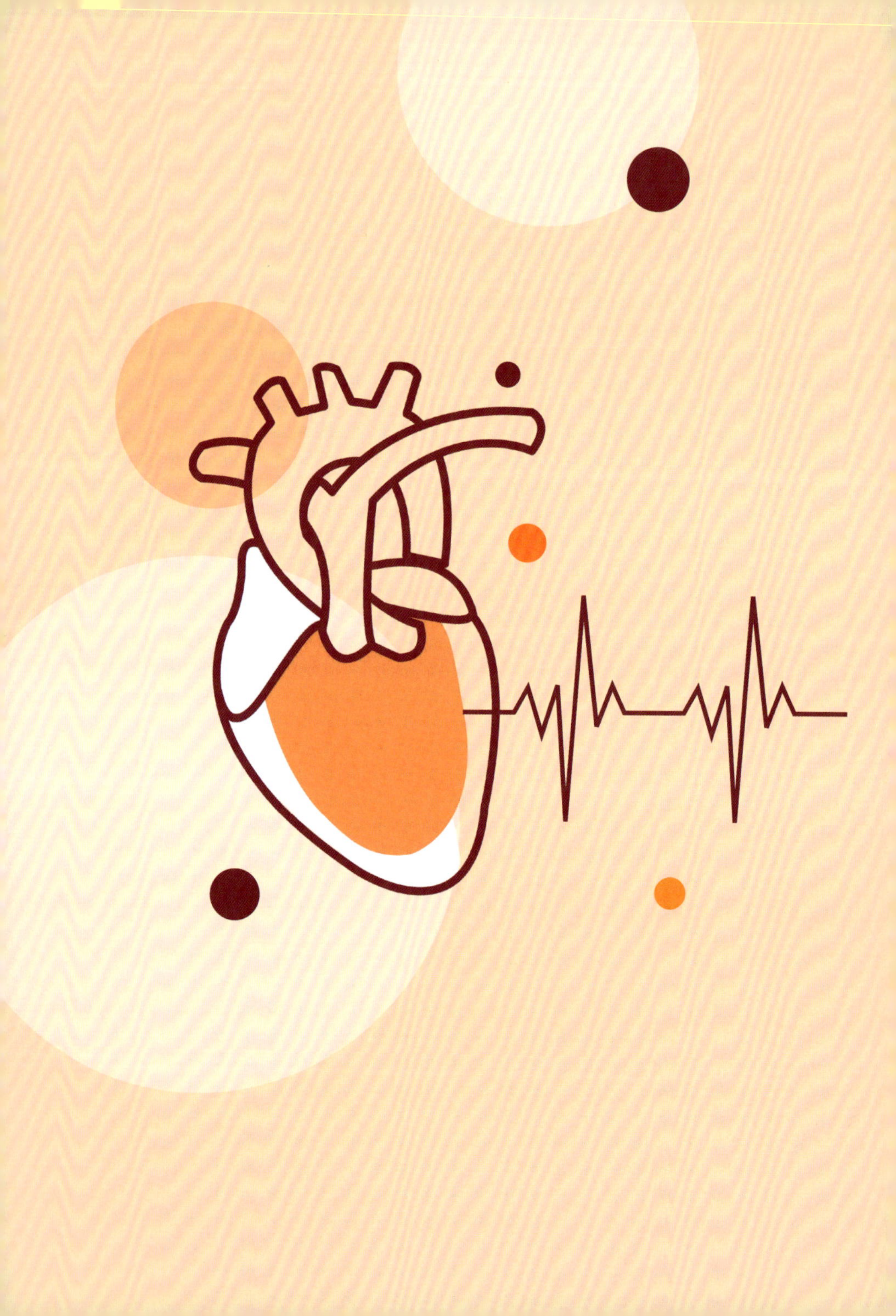

DAMIT DIE THERAPIE GELINGT

WAS SIE ÜBER BLUTHOCHDRUCK WISSEN SOLLTEN

Wenn Sie sich nach der Diagnose Bluthochdruck nicht nur auf die Wirkung von Medikamenten verlassen möchten, ist es sinnvoll, sich ein bisschen mit der weitverbreiteten Erkrankung zu beschäftigen. Wie entsteht eine Hypertonie? Warum fällt sie so lange nicht auf? Wie groß ist mein Risiko und was hat das mit meinem Lebensstil zu tun? Auf den nächsten Seiten geht es um wertvolles Basiswissen, das Ihnen während der Therapie hilft.

Bluthochdruck – der stille Killer

Bei mehr als 60 Prozent der über 60-Jährigen fließt das Blut mit zu starkem Druck durch zu enge Gefäße. Die sogenannte Hypertonie gilt als Hauptursache für Herz-Kreislauf-Erkrankungen mit Todesfolge. Doch Bluthochdruck ist zum Glück gut behandelbar, wenn er rechtzeitig erkannt wird.

Lange Zeit macht er so gut wie keine Beschwerden. Bluthochdruck, medizinisch arterielle Hypertonie genannt, entwickelt sich schleichend über einen sehr langen Zeitraum. Dabei ist nicht der Druck in den Gefäßen allein gesundheitsschädlich, sondern die Folgen, die er haben kann. Mit allen erdenklichen Konsequenzen kostet die arterielle Hypertonie mehr Menschen das Leben als Rauchen, Alkohol und starkes Übergewicht. In Deutschland sterben jedes Jahr etwa 150 000 Menschen an den Folgen. Im Durchschnitt sind 30 bis 40 Prozent der Erwachsenen betroffen. Mit dem Älterwerden steigt das Risiko erheblich; von den über 60-Jährigen haben mehr als 60 Prozent zu hohe Blutdruckwerte. Dabei wissen Schätzungen zufolge ungefähr 20 Prozent der Betroffenen nichts von ihrer Erkrankung. Das ist kein Wunder, denn wenn sich erste Symptome wie zum Beispiel Schwindel, Sehstörungen oder Druckgefühle in der Brust bemerkbar machen, ist die Krankheit schon weit fortgeschritten.

Was ist Bluthochdruck genau?

Damit alle Zellen und Organe im Körper mit Sauerstoff und Nährstoffen versorgt werden, muss ständig Blut durch den Kreislauf fließen. Dafür braucht es Druck und Sog zugleich. Das Blut übt dabei Kraft auf die inneren Wände der Venen und Arterien aus. Wie viel Energie das Herz dafür aufwenden muss, hängt vom Druck sowie von der Elastizität und vom Durchmesser der Gefäße ab. Der Blutdruck wird in „Millimeter Quecksilbersäule" (abgekürzt mmHg) gemessen. Zwei Werte werden berücksichtigt: der systolische und der diastolische. Der systolische, auch der obere genannt, ist der Druck, der in den Arterien entsteht, wenn der Herzmuskel sich anspannt und sauerstoffreiches Blut in die Arterien pumpt. Ist er entspannt (also unmittelbar vor der nächsten Kontraktion des Herzens), spiegelt sich dies im diastolischen, dem unteren Wert wider. Der optimale Blutdruck liegt bei 120 (systolisch) zu 80 (diastolisch) oder darunter. Wenn sich bei mehrfachen Messungen Werte von 140/90 mmHg zeigen, sprechen Ärztinnen und Ärzte von Bluthochdruck Grad 1, bei 160/100 mmHg von Grad 2 und ab einem Wert von 180/110 von Hypertonie Grad 3, also von schwerem Bluthochdruck.

In der Arztpraxis oder zu Hause

Jeder kann seinen Blutdruck in der Arztpraxis messen lassen. Hier liegt der obere Grenzwert etwas höher, nämlich bei 140/90 mmHg, denn der „Weißkitteleffekt" (also die Anwesenheit von Ärztinnen oder Ärzten) treibt ihn häufig ein bisschen nach oben. Aussagekräftiger sind deshalb eigene Messungen zu Hause (siehe Kasten Seite 12). In der Arztpraxis wird man Ihnen eventuell nach den ersten Checks eine 24-Stunden-Messung empfehlen. Diese Langzeitwerte sind sehr viel präziser. Dafür bekommen Sie ein tragbares Messgerät, das in festen Abständen rund um die Uhr misst, tagsüber häufiger als nachts. Die durchschnittlichen Werte sollten dabei bei Tag nicht über 135/85 mmHg liegen und nachts auf 120/70 absinken. Auch digitale Messungen mit modernen Smartwatches oder sogenannten Wearables, die die Ergebnisse digital an die Arztpraxis übertragen, sind hilfreich und ersparen Ihnen Wege.

Schwankungen im Tagesverlauf

Eine einzige Messung führt nicht zu einem aussagekräftigen Ergebnis, denn der Blutdruck schwankt natürlicherweise im Laufe des Tages – und zwar bei jedem Menschen etwas anders. In der Regel steigt er morgens nach dem Aufwachen langsam an und fällt in der Nacht wieder ab. Zwischendurch geht er runter, wenn wir uns entspannen, und rauf, wenn wir uns körperlich anstrengen müssen und geistig gefordert sind. Haben wir Ärger oder geraten in Wut, verengen die Stresshormone Adrenalin und Cortisol die Gefäße und lassen das Herz schneller schlagen. Der Druck steigt entsprechend. Im Prinzip ist das ein ganz normaler Vorgang, wenn man sich abwechselnd anstrengt und ausruht. Ärztinnen und Ärzte sprechen von einem natürlichen, sogenannten zirkadianen Rhythmus. Gesundheitsschädlich wird es erst, wenn der Druck ständig hoch bleibt und nicht mehr sinkt.

Lebensbedrohliche Folgen

Ein dauerhaft zu hoher Blutdruck trifft erst einmal die Gefäße und das Herz. Unbemerkt schädigt der Druck die Innenwände der Blutgefäße, die sich dadurch verhärten und verengen. Bei vielen Bluthochdruckpatientinnen und -patienten zeigt sich schon früh eine Verkalkung der Arterien (medizinisch Arteriosklerose). Das Risiko für Thrombosen und Herz-Kreislauf-Erkrankungen, die das Leben verkürzen können, steigt. Langfristig drohen Herzinfarkt und Schlaganfall. Heute weiß man, dass etwa die Hälfte aller Schlaganfälle vermeidbar wäre, wenn ein Bluthochdruck rechtzeitig behandelt würde. Doch auch andere Organe nehmen möglicherweise Schaden. Eine Hypertonie kann zum Beispiel sprichwörtlich ins Auge gehen und die Netzhaut schädigen. Das Risiko für Nierenversagen, eine Verdickung des Herzmuskels und die sogenannte Schaufensterkrankheit, bei der Engstellen in den Beingefäßen Durchblutungsstörungen verursachen, ist ebenfalls erhöht. Letztendlich spielt eine Hypertonie auch bei Demenz eine Rolle, da das Gehirn schlechter durchblutet wird, wenn der Druck in den Gefäßen zu hoch ist.

Typische Symptome

Patientinnen und Patienten sollten spätestens dann aufmerksam werden, wenn erste Symptome auftreten. Die sind zwar nicht immer eindeutig, können aber insbesondere bei mehreren typischen Warnzeichen ein deutlicher Hinweis sein. Denn wenn sich bereits Alarmsignale zeigen, hat die Krankheit in der Regel schon vor vielen Jahren begonnen. Suchen Sie eine Ärztin oder einen Arzt auf, wenn Sie zum Beispiel bei Anstrengung in Luftnot geraten, Schmerzen und Druckgefühle in der Brust auftreten, Ihr Puls bei Nervosität schneller schlägt und das Herz stärker klopft. Auch innere Unruhe kann auf verengte Gefäße hinweisen. Ebenso sind morgendliche Kopfschmerzen im Hinterkopf beziehungsweise ein Klopfen an den Schläfen, häufiges Nasenbluten, sichtbare rote Äderchen in den Augen, Ohrensausen und Sehstörungen deutliche Symptome. Schlechter Schlaf, Übelkeit, Erbrechen und Schwindel ohne erkennbaren Grund können zwar auch andere Ursachen haben, deuten aber in vielen Fällen ebenfalls auf Bluthochdruck hin.

Andere Krankheiten als Auslöser

Rein organische Ursachen für Bluthochdruck lassen sich bei der weitverbreiteten primären Hypertonie selten feststellen. Anders ist das bei der sogenannten sekundären Hypertonie, die etwa 10 Prozent aller Patientinnen

WELCHE FOLGEERKRANKUNGEN DROHEN?

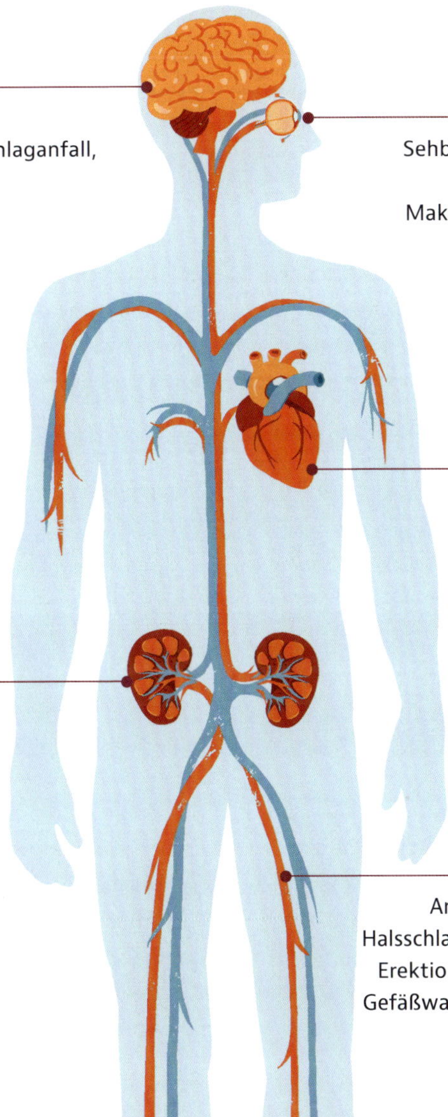

SO MESSEN SIE RICHTIG

- Suchen Sie sich ein ruhiges Plätzchen, am besten zu Hause. Setzen Sie sich auf einen Stuhl oder Sessel mit Armlehnen, sodass beide Beine auf dem Boden stehen.
- Warten Sie etwa fünf Minuten, um sich zu entspannen und zur Ruhe zu kommen.
- Legen Sie die Manschette um den Oberarm auf Herzhöhe, während der Unterarm entspannt auf der Armlehne oder einem Tisch liegt.
- Messen Sie den Blutdruck, ohne sich dabei ablenken zu lassen. Bewegen Sie sich nicht und reden Sie auch nicht.
- Kontrollieren Sie Ihre Werte anfangs mehrmals am Tag und notieren Sie sie auf einer Liste, die Sie dann mit Ihrer Ärztin oder Ihrem Arzt besprechen.

und Patienten trifft. Dafür sind andere Krankheiten verantwortlich. Dazu gehören Erkrankungen der Schilddrüse, Stoffwechselstörungen, nächtliche Atemaussetzer („Schlafapnoe") und Nierenprobleme. Auch Medikamente (etwa abschwellende Nasensprays, die Antibabypille, Tabletten gegen psychische Erkrankungen und pflanzliche Mittel wie Johanniskraut) können die sekundäre Hypertonie auslösen oder verstärken.

Vielfältige Ursachen

Bei der primären Form können mehr als 90 Prozent der Auslöser nicht genau ermittelt werden. Denn meist gibt es eine ganze Reihe von Ursachen, die eines gemeinsam haben: Sie sind entweder genetisch bedingt oder hängen mit unserem Lebensstil zusammen; oftmals ließen sie sich mit wenigen Veränderungen vermeiden. Typisch sind vor allem Übergewicht, schlechte Ernährung, Diabetes, Rauchen, Bewegungsmangel, Dauerstress – und das Alter. Sehen wir uns die Ursachen im Einzelnen an:

Genetik

Etwa jedem vierten Bluthochdruck-Betroffenen wurde ein erhöhtes Risiko dafür in die Wiege gelegt. Wissenschaftlichen Untersuchungen zufolge haben mehr als hundert Gene Einfluss auf den Blutdruck. Als genetisch bedingte Erkrankung ist diese Form nicht einfach zu behandeln, denn die herkömmlichen Medikamente wirken in vielen Fällen nicht besonders effizient. Oft müssen verschiedene Substanzklassen kombiniert werden. Trotzdem gibt es eine gute Nachricht: Nicht die Erkrankung als solche wird vererbt, sondern die Veranlagung dazu. Das heißt, dass jeder sein Schicksal bis zu einem gewissen Grad selbst in die Hand nehmen kann. Alle, in deren Familien (vorallem bei den Eltern und Großeltern) Herz-Kreislauf-Erkrankungen auftraten, sollten besonders aufmerksam sein und die notwendigen Maßnahmen einleiten. Also den Blutdruck selbst messen, sich ärztlich beraten lassen, Übergewicht vermeiden, auf gesunde Ernährung, viel Bewegung und gutes Stressmanagement achten.

Übergewicht

Starkes Übergewicht gilt nach wie vor als Hauptursache für die primäre Hypertonie. Mehr als die Hälfte aller Bluthochdruck-Patientinnen und -patienten bringen zu viel auf die Waage. Wo Sie mit Ihrem Gewicht stehen, können Sie mit dem Body-Mass-Index (BMI) leicht ermitteln. Dabei wird das Gewicht ins Verhältnis zur Größe gesetzt. Teilen Sie Ihr Körpergewicht in Kilogramm durch Ihre Körpergröße in Metern zum Quadrat. So rechnet zum Beispiel ein 1,80 Meter großer Mann, der 80 Kilo wiegt, folgendermaßen:

80 kg : (1,80 m)² = 80 : 3,24 = 24,7

Zur Orientierung: Kommt bei dieser Rechnung ein Wert unter 18,5 heraus, haben Sie Untergewicht. Ein gesundes Normalgewicht liegt zwischen 18,5 und 24,9. Erreichen Sie einen Wert zwischen 25 und 29,9 spricht man von Übergewicht, ab 30 von krankhaftem Übergewicht (Adipositas). Abnehmen lohnt sich übrigens nicht nur fürs Wohlbefinden, sondern auch für die Gefäße: Es hat sich gezeigt, dass jedes Kilo, das man loswird, zu 1 bis 2 mmHg weniger beim Blutdruckmessen führt.

Rauchen

Dass Rauchen alles andere als gesundheitsfördernd ist und vor allem die Lunge schädigt, weiß wohl jeder. Der Zusammenhang mit Bluthochdruck ist hingegen weniger bekannt. Hier wirken gleich mehrere Mechanismen. Das Nikotin aus Zigaretten verengt die Blutgefäße und lässt die Herzfrequenz ansteigen. Beim Rauchen reduziert sich zudem der Sauerstoffgehalt im Blut. Um das auszugleichen, schlägt das Herz schneller. Zusätzlich verletzen Giftstoffe die innere Schicht der Gefäße, sodass sich dort leichter Ablagerungen festsetzen, die wiederum die Blutbahnen dauerhaft verengen, Blutgerinnsel fördern und das Risiko für Arteriosklerose erhöhen. Alles zusammen treibt den Blutdruck nach oben. Wer es schafft, mit dem Rauchen aufzuhören, hat schon viel gewonnen. Als alleinige Therapie gegen Hypertonie reicht das allerdings in den meisten Fällen nicht aus.

Motor des Lebens:
das Herz-Kreislauf-System

Vom ersten bis zum letzten Atemzug fließt Blut durch unsere Adern. Dahinter steckt ein faszinierendes komplexes System aus Blutgefäßen und dem Herz im Mittelpunkt.

Unser Herz-Kreislauf-System hat Riesenkräfte, wenn man bedenkt, was es alles leisten muss: Das Herz schlägt bei einem Erwachsenen etwa 100 000-mal am Tag und befördert dabei ungefähr 10 000 Liter Blut durch Venen, Arterien und kleinste Kapillaren. Alle Blutgefäße zusammen wären an einem Stück sage und schreibe 100 000 Kilometer lang: Man könnte damit also die Erde zweieinhalbmal umwickeln. Das Herz arbeitet in diesem System ohne Unterlass. Es schläft nie, denn es kann sich bei der Arbeit selbst regenerieren. Allerdings ist es bei aller Stärke auch anfällig. Bringen Störungen es aus dem Takt, kann es zu ernsthaften Erkrankungen kommen. Als Motor des Lebens hat das zentrale Organ auch eine enge Verbindung zu unseren Gefühlen. Wenn uns etwas sprichwörtlich zu Herzen geht, dann reagiert es deutlich messbar, indem es etwa bei Angst, Wut oder Stress schneller schlägt.

Der Blutkreislauf besteht aus dem Körper- und dem Lungenkreislauf. Der große Körperkreislauf beginnt in der linken Herzkammer, von der aus er sauerstoffreiches Blut (in der Grafik rot) durch die Aorta in die Arterien pumpt. Die Aorta zweigt sich auf in einen Kreislauf für den Körper und den Kopf. Über kleinere Gefäße (Kapillaren) gibt das Blut Sauerstoff und Nährstoffe in alle Körpergewebe ab. Dabei nimmt es Kohlendioxid und andere Abfallprodukte des Stoffwechsels auf, bevor es über die Venen zum rechten Vorhof des Herzens fließt. An dieser Stelle ist der große Körperkreislauf einmal durchlaufen. Die rechte Herzhälfte bringt das jetzt sauerstoffarme Blut (blau) über die Lunge in den Lungenkreislauf. Dieses kleinere System beginnt in der rechten Herzkammer und sorgt dafür, dass das Blut wieder mit frischem Sauerstoff angereichert wird, um es über die Lungenvenen zurück zum linken Vorhof zu schicken.

DAS HERZ-KREISLAUF-SYSTEM

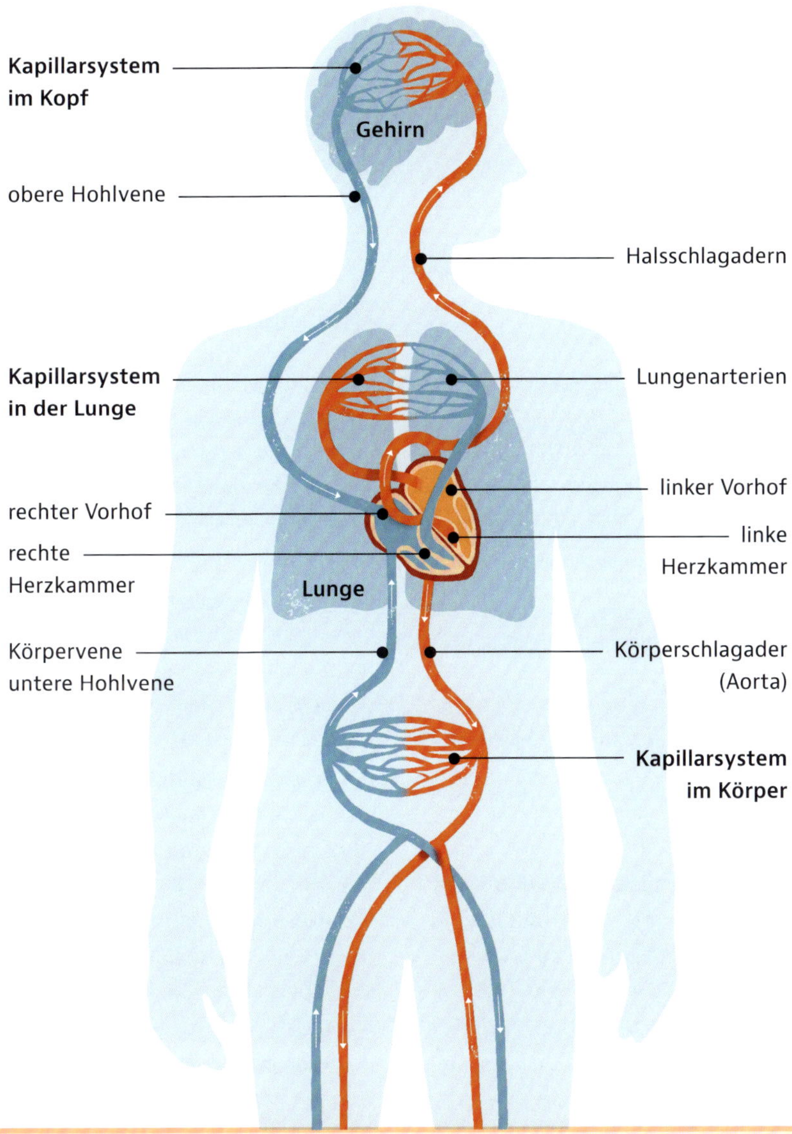

Alter

Dass wir älter werden, lässt sich nicht vermeiden. Deshalb bleiben auch unsere Zellen nicht von Alterungsprozessen verschont. Das hat Folgen für den Blutdruck: Mit den Jahren verlieren die Gefäße ihre Elastizität. Auch an der Haut nagt der Zahn der Zeit, die Gelenke werden steifer und Stoffwechselprozesse langsamer. Kein Wunder, dass drei Viertel aller 75-Jährigen eine Hypertonie haben. Auch wenn wir die Jahre nicht zurückdrehen können, lässt sich gegen altersbedingten Hochdruck einiges tun, denn die natürlichen Veränderungen lassen sich verlangsamen. Dabei helfen alle Maßnahmen, die auch sonst gut sind: eine vollwertige Ernährung, viel Bewegung und Entspannung.

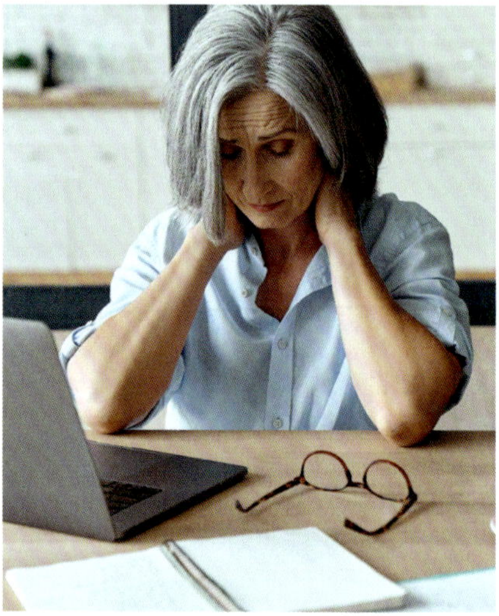

Chronischer Stress

Dass der Druck in den Gefäßen bei Aufregung und Anstrengung kurzfristig steigt, ist eine ganz normale Reaktion des Körpers. Er spürt eine Gefahr und bereitet sich auf Angriff oder Flucht vor. Stresshormone wie beispielsweise Adrenalin machen ihn dafür besonders stark, indem sie die Muskulatur der Blutgefäße zusammenziehen und damit den Gefäßwiderstand und die Herzfrequenz erhöhen. Der obere systolische Wert steigt, damit mehr Blut durch die Arterien fließen kann, der untere diastolische sorgt für eine Verengung der Gefäße. Wie bei Diabetes regt das sogenannte Renin-Angiotensin-Aldosteron-System, ein Regelkreis mit verschiedenen blutdruckregulierenden Hormonen und Enzymen, die Nieren an, Flüssigkeit und Salz zurückzuhalten, um das Blutvolumen zu erhöhen. In diesem Zustand können wir Höchstleistungen vollbringen; der Körper spornt regelrecht dazu an. In grauer Vorzeit sicherte dies das Überleben, wenn wilde Tiere die Menschen bedrohten. Im Kampf oder auf der Flucht waren unsere Vorfahren extrem fit und bauten die Stresshormone durch Bewegung wieder ab. Heute ist das anders: Wir sitzen stressgeplagt im Büro und können nicht weglaufen, wenn es hoch hergeht. Der Stress wird schnell chronisch, der Blutdruck sinkt nicht mehr. Schlimmstenfalls nicht mal mehr in der Nacht, wenn wir Überforderungsgefühle mit ins Bett nehmen und nicht ausreichend zur Ruhe kommen. Hier können Entspannungsmaßnahmen und Bewegung Abhilfe schaffen.

Diabetes

Beim Essen kommt es nicht nur auf die Menge an. Auch was wir zu uns nehmen und wann wir es tun, hat einen großen Einfluss auf unser Gewicht, auf unsere Gesundheit – und damit ebenfalls auf den Blutdruck. Wer viel Süßes und häufig Kombinationen aus Fett und schnellen Kohlenhydraten in Form von Fast Food, Burgern und Pizza isst und permanent Snacks zu sich nimmt, erhöht das Risiko für Übergewicht und Diabetes Typ 2 und damit auch das für eine Hypertonie. Dafür gibt es gleich mehrere Gründe. Viel Zucker im Blut, also ein hoher Blutzuckerspiegel, schädigt, verdickt und verengt die Arterien. Damit der Blutfluss gegen diesen Widerstand ankommt, erhöht sich der Druck. Diabetes Typ 2 geht oftmals mit einer Insulinresistenz einher, die Natrium- und Wasseransammlungen in den Nieren zur Folge haben kann, was wiederum das Blutvolumen erhöht. Sind die Nieren geschädigt (was bei Diabetes häufig der Fall ist), können sie den Blutdruck nicht mehr effektiv regulieren. Das Gleichgewicht zwischen verschiedenen Hormonen, die den Blutdruck beeinflussen (Renin, Angiotensin, Aldosteron), ist bei der Zuckerkrankheit häufig gestört, sodass sich der Blutdruck erhöht.

Bauchfett

Starkes Übergewicht ist das eine Problem – doch auch zu viel Fett in der Körpermitte kann selbst bei ansonsten schlanken Menschen Bluthochdruck begünstigen. Das liegt daran, dass sich das sogenannte viszerale Fett anders verhält als Fett an den Armen oder Beinen. Bauchfett bildet sich um wichtige innere Organe wie Leber und Darm herum. Es produziert schädliche Botenstoffe und schickt sie – wie eine Hormondrüse – in den ganzen Körper, wo sie verschiedene chronische Krankheiten befeuern. Dazu gehört auch Bluthochdruck. Hier zählt jeder Zentimeter. Sie können leicht herausfinden, ob Sie zu viel Bauchfett haben, indem Sie Ihren Buchumfang messen. Bei Frauen sollte er idealerweise unter 80 Zentimetern liegen, bei Männern unter 94. Das Risiko für Herz-Kreislauf-Erkrankungen steigt bei Frauen ab 88, bei Männern ab 102 Zentimetern. Es gibt aber auch eine gute Nachricht: Wenn man abnimmt, zapft der Körper als Erstes das Bauchfett an.

Auf einen Blick:
Wichtiges auf den Punkt gebracht

Was Bluthochdruck ist

Wenn der Blutdruck in den Gefäßen zu hoch ist, handelt es sich nicht um eine eigenständige Krankheit, sondern um einen Risikofaktor für andere Erkrankungen. Im höheren Alter trifft es mehr als die Hälfte aller Männer und Frauen. In der Medizin spricht man von einer Hypertonie, wenn der Blutdruck dauerhaft bei 140/90 mmHg oder höher liegt.

So entsteht eine Hypertonie

Es gibt verschiedene Ursachen für Bluthochdruck. Die weitverbreitete primäre Hypertonie ist entweder genetisch oder lebensstilbedingt. Bei der sekundären Hypertonie sind andere Erkrankungen die Auslöser. Dazu gehören Nierenkrankheiten, Schilddrüsenüber- oder -unterfunktion sowie Stoffwechselstörungen. Hier muss die ursächliche Grunderkrankung behandelt werden.

Lebensstil als Ursache

Zu den Ursachen für eine Hypertonie in Sachen Lebensstil zählen in erster Linie Rauchen, starkes Übergewicht, eine ungesunde Ernährung mit zu viel Salz, zu viel Süßem, zu häufigen Snacks und übermäßigem Alkoholkonsum. Auch Bewegungsmangel und dauerhaft anhaltender Stress, unter dem heute immer mehr Menschen leiden, treiben den Blutdruck in die Höhe.

Typische Symptome

Die meisten Menschen merken sehr lange nichts von ihrem Hochdruck. Typische Symptome sind unter anderem Luftnot, Übelkeit, Sehstörungen, Schwindel, Druckgefühle in der Brust, Schlafprobleme und Nasenbluten. Wenn sie auftreten, ist die Erkrankung schon weit fortgeschritten.

Das eigene Risiko erkennen
Ob Sie ein erhöhtes Risiko haben, können Sie leicht herausfinden. Nutzen Sie dafür zunächst einmal unseren Test auf Seite 30. Zusätzlich sollte jeder seine Werte mit einem Blutdruckmessgerät selbst checken. Auch Apotheken bieten diesen Service an. Genaueres liefert dann eine Diagnose in der Arztpraxis.

Diagnose in der Arztpraxis
Bei der Ärztin oder beim Arzt werden zunächst mehrere Messungen gemacht. Dann geht es auch darum, mögliche Ursachen für den Bluthochdruck herauszufinden. Dabei stehen die medizinische Vorgeschichte, körperliche Checks, Gefäß-, Blut- und Urinuntersuchungen (zum Beispiel auf Blutfette, Nierenwerte, Blutzucker) und Fragen des Lebensstils im Mittelpunkt.

Wie Medikamente helfen
Wenn Veränderungen des Lebensstils nicht ausreichen, ist Bluthochdruck in der Regel mit Medikamenten gut behandelbar. Dafür gibt es keine Standardtherapie. Oftmals müssen Wirkstoffe kombiniert werden, damit die Dosis möglichst gering bleiben kann und Patientinnen und Patienten kaum Nebenwirkungen spüren. Es kann eine Zeit dauern, bis man die individuell passenden Dosierungen findet.

Was jeder selbst tun kann
Oftmals gelingt es, den Blutdruck zu senken, wenn Patientinnen und Patienten an wenigen wichtigen Stellschrauben drehen und ein paar Gewohnheiten ändern. Ganz oben auf der To-do-Liste sollte eine Ernährungsumstellung stehen, mit der sich Übergewicht reduzieren lässt. Zusätzlich sind viel Bewegung, Stressreduktion und guter Schlaf unumgänglich.

Langfristige Folgen
Zunächst trifft ein zu hoher Blutdruck die Gefäße, die von innen verhärten, sich verengen und verkalken (Arteriosklerose). Damit steigt das Risiko für Herz-Kreislauf-Erkrankungen bis hin zu Herzinfarkt und Schlaganfall. Weitere Folgen können Netzhautschädigungen, Nierenversagen oder Engstellen in den Beingefäßen sein. Auch bei der Entstehung von Demenz spielt Bluthochdruck eine Rolle.

„Jeder kann selbst etwas tun"

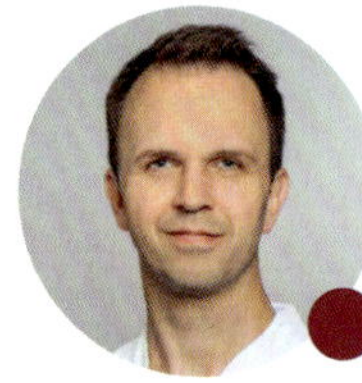

Frühzeitige Aufklärung über die möglichen Folgen von Bluthochdruck ist dringend nötig, sagt Prof. Dr. med. Andreas Metzner vom Universitätsklinikum Hamburg. Ein Gespräch über Behandlungen und Medikamente.

Was wird gemacht, wenn jemand mit Bluthochdruck in die Arztpraxis kommt?

Wie auch bei anderen Erkrankungen erheben Ärztin oder Arzt zunächst einmal eine Anamnese, also eine systematische Befragung der Patientinnen und Patienten. Neben Eckdaten wie Größe und Gewicht, mit denen der Body-Mass-Index (BMI) ermittelt wird, und aktuellen Blutdruckmessungen geht es darum, die Risiken einschätzen zu können. Hat jemand Vorerkrankungen? Gibt oder gab es in der Familie – insbesondere bei den Eltern – Herzkrankheiten, die das genetisch bedingte Risiko erhöhen?

Wonach fragen Sie noch?

Bestehen bereits Beschwerden, die ein Bluthochdruck vielleicht ausgelöst hat? Dazu gehören zum Beispiel Kopfschmerzen, Schwindel, Sehstörungen, Herzklopfen oder Brustschmerzen. Auch vom Lebensstil hängt einiges ab. Wir fragen: Wie leben Sie? Rauchen Sie? Wie viel Alkohol trinken Sie? Bewegen Sie sich genug? Treiben Sie Sport? Wie sieht es mit der Ernährung aus? Blutuntersuchungen und gegebenenfalls Urinschnelltests gehören in vielen Fällen dann zur anschließenden Diagnostik.

Wie ist das im Krankenhaus?

Wer ins Krankenhaus kommt, hat meist schon Blutdruckmessungen hinter sich. Zusätzlich gibt es Messgeräte, die ein vollständiges Profil liefern, das aussagekräftiger ist als ein- oder mehrmalige Messungen. Das ist dann eine sogenannte 24-Stunden-Messung, die die Diagnose absichert. Wir finden unter anderem heraus, wie belastbar jemand ist, wie schnell er oder sie aus der Puste gerät und ob bereits im Ruhezustand Beschwerden auftreten.

Was gehört noch dazu?

Zu den wichtigen Basisuntersuchungen gehört auch die sogenannte Echokardiografie. Damit lässt sich sehr viel sehen. Wir können per Ultraschall zum Beispiel die Herzstrukturen erkennen und das Herz bei der Arbeit beobachten. Sind die Herzklappen dicht? Ist der Herzmuskel durch den Bluthochdruck bereits verdickt oder sind die Herzkammern vergrößert? Außerdem zeigt sich, ob die Pumpleistung noch ausreichend funktioniert.

Welche Bedeutung hat die Diagnose für die Behandlung?

Für die Behandlung ist es erst einmal wichtig, ob es sich um eine primäre Hypertonie oder um eine sekundäre handelt. Bei der sekundären Form, also wenn andere organische Erkrankungen den Bluthochdruck verursachen, muss eventuell weiter diagnostiziert und behandelt werden. Das können Nieren-, Gefäß- oder sogenannte endokrine Erkrankungen sein. Die meisten Betroffenen haben jedoch eine primäre Hypertonie. In einigen Fällen schicken wir Patientinnen und Patienten auch weiter. In der Augenarztpraxis wird der Augenhintergrund untersucht. Im Rahmen einer professionellen Ernährungsberatung geht es um gesundes und potenziell blutdrucksenkendes Essen.

Bluthochdruck ist gut behandelbar, aber trotzdem weitverbreitet. Woran liegt das?

Das liegt insbesondere auch an unserer westlichen Lebensweise. Unser hoher Lebensstandard bringt leider auch viele ungünstige Faktoren mit sich. In den wenigsten Berufen können wir uns ausreichend bewegen. Viele verbringen ihre Tage fast ausschließlich im Sitzen. Dazu kommt ungesunde Ernährung. Wir essen gegebenenfalls zu viel, zu salzreich und zu oft unausgewogen. Übergewicht, das Alter und Bewegungsmangel führen dazu, dass es immer mehr Bluthochdruckpatientinnen und -patienten gibt.

Welche Rolle spielt das Alter?

Der demografische Wandel wird die Zahl der Betroffenen erst einmal weiter erhöhen. Denn im Alter nimmt das Risiko für Bluthochdruck zu. Bei beiden Geschlechtern steigt die Rate mit dem Älterwerden. Das liegt vor allem daran, dass die Gefäße ihre Elastizität verlieren und steifer werden.

Was wäre nötig, um steigende Zahlen zu verhindern?

Aus meiner Erfahrung hilft vor allem Aufklärung. Man muss auf die Risiken hinweisen beziehungsweise sich damit beschäftigen und sich klarmachen, was auf dem Spiel steht. Als eigenständige Erkrankung erscheint Bluthochdruck erst einmal nicht so dramatisch, weil man so lange nichts davon merkt. Das ist aber ein Trugschluss. Denn aus einer jahre- oder sogar jahrzehntelangen Hypertonie können sich sehr schwerwiegende Erkrankungen entwickeln. Es trifft nicht nur die Gefäße, sondern auch die Augen, die Nieren, das Gehirn und das Herz. Bei der koronaren Herzkrankheit zum Beispiel sind die Herzkranzgefäße, die den Herzmuskel mit Blut und Sauerstoff versorgen, verengt oder enthalten Ablagerungen. Auch ein Herzinfarkt oder ein Schlaganfall können daraus entstehen. Das muss man sich klarmachen. Viele wissen nichts davon. Erst wenn sie es erfahren, kommen sie auch ins Handeln.

Was sollen sie tun?

Wer die Risiken kennt, kann daraus ableiten, was für die Prophylaxe wichtig ist. Jeder sollte wissen, dass er sein Schicksal selbst beeinflussen kann. Medikamente können effektiv helfen und die Blutdruckwerte normalisieren. Hier ist mehr Prävention gefragt. Sport, Bewegung, Verzicht auf Alkohol, nicht rauchen und sich gesund ernähren: All das sind die Dinge, die jeder selbst tun kann. Häufig geht der Blutdruck schon dadurch etwas herunter.

Viele wollen keine Medikamente nehmen. Warum nicht?

Die sogenannte Adhärenz, also die Einhaltung der vereinbarten Behandlungen, ist bei Bluthochdruck leider häufig nicht optimal. Es gibt Patientinnen und Patienten, die einfach Aversionen gegen Medikamente haben. Vor allem wenn sie schon einige andere zusätzlich nehmen. Die sind nicht glücklich mit der Menge und setzen ihre Blutdrucksenker dann eventuell als Erstes eigenständig ab. Manche haben auch das Gefühl, dass die Tabletten gar nichts bringen, weil sie nicht sofort Erfolge damit sehen.

Warum ist es oft schwierig, Medikamente richtig einzustellen?

Eigentlich ist es gar nicht so schwierig, aber es braucht Zeit. Und die muss man sich nehmen. Es gibt heute sehr gute Medikamente, bei denen man zum Beispiel mehrere Wirkstoffe in einer Tablette kombinieren kann. Man muss also nicht unbedingt mehrere für ein Ziel nehmen.

Wie lange kann es dauern?

Die Wirkung zeigt sich nicht gleich nach ein paar Tagen. Eine gute Einstellung kann Wochen und Monate dauern und muss gegebenenfalls immer mal wieder adaptiert werden. In dieser Zeit treten eventuell Nebenwirkungen auf. Dazu gehören zum Beispiel Mattigkeit, Schwindel, Reizhusten oder auch Magen-Darm-Beschwerden. Darüber sollte man mit seiner Ärztin oder seinem Arzt sprechen und gegebenenfalls etwas ändern. Bis dann alles passt, kann es schon mal länger dauern.

Kann man Medikamente wieder absetzen, wenn der Blutdruck sich normalisiert hat?
Ja, das ist durchaus möglich – vor allem, wenn es gelingt, einen sehr gesunden Lebensstil zu pflegen und eine gute Einstellung gegenüber allen behandelnden Therapeuten zu haben. Erfolgreich sind meist diejenigen, die zuverlässig mit ihrer Ärztin oder ihrem Arzt zusammenarbeiten, also das tun, was in der Arztpraxis besprochen wurde, und auch selbst Verantwortung übernehmen. Sie messen zum Beispiel ihren Blutdruck selbst und führen die Behandlung auch nach einem Krankenhausaufenthalt in ambulanter Betreuung fort.

Es gibt Patientinnen und Patienten, die schon beim Anblick eines Blutdruckmessgeräts in Stress geraten. Wie kann man ihnen helfen?
Bei diesem sogenannten Weißkitteleffekt hilft es meist nicht, sich einfach zu sagen: „Ich bin jetzt ganz entspannt." Stattdessen gilt es, die Werte zu objektivieren. Das heißt, dass nicht in dem Moment gemessen wird, in dem Ärztin oder Arzt anwesend sind, sondern dass „objektive" Geräte – zum Beispiel Langzeitblutdruckmessgeräte – diese Aufgabe für einen längeren Zeitraum übernehmen. Sie messen auch dann, wenn man gerade nicht daran denkt. Mehrere Werte ergeben dann ein objektiveres Tagesprofil.

Was tun Sie selbst, um Bluthochdruck zu verhindern?
Ich achte allgemein auf einen gesunden Lebensstil, indem ich mich überwiegend mediterran mit viel Gemüse, gesunden Ölen und wenig Fleisch ernähre. Zudem sorge ich regelmäßig für Bewegung. Stress ist auch in meinem Beruf ein Thema, das mich aber zum Glück nicht zu stark belastet, denn ich arbeite sehr gerne. Ich gehe mehrmals in der Woche joggen und laufe um die Alster. Das ist nicht nur Ausdauertraining, sondern dient auch dem Stressabbau.

***Prof. Dr. med. Andreas Metzner** ist Facharzt für Innere Medizin und Kardiologie, Oberarzt und Bereichsleiter Rhythmologie im universitären Herz- und Gefäßzentrum Hamburg in der Klinik und Poliklinik für Kardiologie am UKE Hamburg.*

Brauchen Frauen eine andere Behandlung als Männer?

Im Prinzip haben beide Geschlechter mit den gleichen Symptomen zu kämpfen. Bluthochdruck entwickelt sich bei Frauen hormonbedingt aber in anderen Lebensphasen. Stress, Ängste und Schlafstörungen setzen ihnen mehr zu.

In den letzten Jahren hat sich in der Medizin und Forschung einiges getan. Viele Krankheiten werden heutzutage geschlechtsspezifisch betrachtet und behandelt. Man spricht von der sogenannten Gendermedizin. Das hat vor allem für Frauen große Vorteile, denn sie wurden lange Zeit ohne Rücksicht auf biologische Unterschiede behandelt wie Männer – auch was den Bluthochdruck betrifft. Denn außer dem Alter spielt das Geschlecht eine entscheidende Rolle, wenn man die Häufigkeit und Verbreitung der Erkrankung betrachtet.

Änderungen in den Wechseljahren

In jungen Jahren haben Frauen nur selten Bluthochdruck. Das weibliche Geschlechtshormon Östrogen wirkt blutdrucksenkend und schützt so vor Herzkrankheiten. Das ändert sich in der mittleren Lebensspanne, spätestens mit den Wechseljahren. Jetzt sinkt der Östrogenspiegel bei Frauen, während der weibliche Körper mehr Testosteron, also männliche Geschlechtshormone, bildet. Das kann dazu führen, dass die Gefäße steifer werden und sich mehr Fett in der Körpermitte anlagert, was wiederum das Risiko für eine Hypertonie und andere Erkrankungen erhöht. Zudem leiden viele Frauen in den Wechseljahren unter Ängsten, Stress und Schlafstörungen. Solche Faktoren erhöhen die Wahrscheinlichkeit für Bluthochdruck ebenfalls. In der Zeit nach der Menospause sind Männer und Frauen etwa gleich oft von Hypertonie betroffen. Im höheren Alter sind die Frauen in der Überzahl.

Neuer Blickwinkel

Viele Medikamentenstudien werden in frühen Phasen nur mit Männern durchgeführt oder Frauen sind deutlich unterrepräsentiert. Deshalb sind

PILLE UND HORMONERSATZ

Ein Thema kann Bluthochdruck für junge Frauen werden, wenn sie die Antibaby-Pille nehmen: Präparate, die eine Kombination von Östrogen und Progesteron enthalten, können zu einem geringen Anstieg des Blutdrucks führen. Zu einem echten Risikofaktor werden diese Kombi-Präparate, wenn übergewichtige Frauen sie einnehmen. Bei ihnen steigt die Wahrscheinlichkeit, an Bluthochdruck zu erkranken, dann um das Zwei- bis Dreifache. Eine Hormonersatztherapie, die die Beschwerden der Menopause abmildern soll, ist für die meisten Frauen mit Bluthochdruck kein Problem – sie kann den Blutdruck sogar positiv beeinflussen.

Behandlungsstrategien und Therapien häufig nicht auf das weibliche Geschlecht ausgelegt. Hinzu kommt, dass Bluthochdruck bei Frauen wegen der Östrogene oft unterschätzt und nicht ernst genommen und deshalb seltener diagnostiziert wird. Außerdem gibt es Hinweise, dass Frauen bei bereits niedrigeren Blutdruckwerten ein höheres Risiko für Folgeerkrankungen haben. Die personalisierte Medizin, die heute immer mehr angestrebt wird, könnte das in Zukunft ändern. Ein Umdenken hat bereits eingesetzt. Übrigens können bei beiden Geschlechtern hormonbedingte Probleme auftreten, die sich auf den Blutdruck auswirken. Dazu gehören Erkrankungen oder Fehlfunktionen der Schilddrüse und der Nieren. Ob bei Männern oder Frauen: Vor allem wenn medikamentöse Behandlungen nicht wirken, sollte man mögliche hormonelle Ursachen ärztlich abklären lassen.

Vorsicht bei Überdosierungen

Auch die Nebenwirkungen sind bei Frauen häufig anders. Bei festen Dosierungen nach Beipackzettel besteht die Gefahr, dass Medikamente überdosiert werden, da Frauen meist leichter und kleiner sind als Männer. Sie haben einen anderen Körperbau, andere Muskeln, Hormone und einen anderen Stoffwechsel. So produzieren sie etwa weniger Magensäure, was Folgen bei der Verarbeitung von Medikamenten hat. Bei manchen Arzneien bekommen Frauen eher Husten oder Elektrolytstörungen wie Kalium- oder Natriummangel. Daher ist es ratsam, nicht pauschal zu dosieren, sondern – immer in Absprache mit der Ärztin oder dem Arzt – mit der niedrigsten Menge und zunächst nur einem Medikament anzufangen und abzuwarten, wie es einem damit geht.

Irrtümer und Mythen:
Was ist wirklich dran?

Über das Thema Bluthochdruck ist viel Halbwissen im Umlauf. Kein Wunder, dass sich manche Glaubenssätze hartnäckig halten. An einigen Behauptungen ist etwas Wahres dran, andere wiederum sind echte Irrtümer. Hier sechs Mythen im Check.

Einmal Hochdruck, immer Hochdruck

Das ist ein Irrtum. Wer sich auf eine solche Behauptung verlässt und deshalb nichts tut, vergibt wertvolle Chancen. Zwar heilt Bluthochdruck nicht von alleine und Veranlagungen dazu lassen sich nicht korrigieren, doch für alle Formen gibt es wirksame Therapien. Bei der sekundären Hypertonie können Grunderkrankungen, die den Druck nach oben treiben, behandelt werden; bei der primären helfen gesunde Ernährung, viel Bewegung, das Vermeiden von Dauerstress und moderne Medikamente.

Wer Bluthochdruck hat, darf sich nicht anstrengen

Das stimmt nicht in jedem Fall. Hier liegt die Tücke im Detail. Denn Belastungen sind durchaus erwünscht und bestenfalls sogar heilsam. Regelmäßige Bewegung gehört zu den wichtigsten Säulen der Therapie. Es darf aber keinesfalls zu Überlastungen kommen. Langsames, gleichmäßiges Ausdauertraining ist daher zum Einstieg optimal (siehe auch Seite 114).

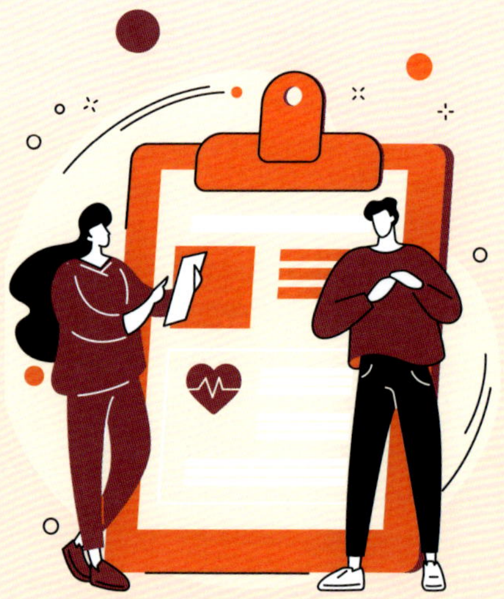

Mit Medikamenten werde ich schnell wieder gesund

Schön wär's. Wer allein auf Medikamente setzt, muss diese nicht nur vorübergehend, sondern für immer nehmen. Andernfalls steigt der Druck wieder an. Trotzdem ist es möglich, normale Werte zu erreichen. Das klappt allerdings nur bei Betroffenen, die ihre Lebensgewohnheiten stark verbessern, keinen genetisch oder krankheitsbedingten Hochdruck und nur leicht erhöhte Werte haben.

Eine volle Blase verändert die Werte

Das stimmt. Denn wenn die Blase drückt, geraten viele Menschen in Stress. Die Blutgefäße verengen sich und der Druck steigt – in manchen Fällen um bis zu 15 mmHg. Daher sollten Sie vor dem Messen unbedingt zur Toilette gehen. Ein Bad in der Wanne bewirkt übrigens das Gegenteil. Die Wärme entspannt, weitet die Gefäße und senkt damit den Druck. Was grundsätzlich wünschenswert ist, Sie sollten es aber nicht direkt vor einer Messung machen, denn dann bildet das Ergebnis nicht die realen Werte ab.

Bluthochdruck erkennt man am roten Gesicht

Nicht automatisch. Der Mythos dürfte entstanden sein, weil manche Menschen ein rotes Gesicht bekommen, wenn der Blutdruck plötzlich ansteigt. Meist hat das aber andere Ursachen als eine Hypertonie – zum Beispiel Hitze. Trotzdem sollten Betroffene aufmerksam sein. Ein stark gerötetes Gesicht in Kombination mit Kopfschmerzen, Luftnot, Übelkeit oder Schwindel kann auf eine sogenannte hypertensive Krise hinweisen, bei der man sofort in notärztliche Behandlung muss.

Lakritz erhöht die Werte

Das ist richtig. Vor allem „echtes" Lakritz ohne Zusatzstoffe, also der Wurzelextrakt des echten Süßholzes, erhöht die Werte. Denn es enthält Glycyrrhizin, einen Stoff, der das Kalium-Natrium-Gleichgewicht und den Wasserhaushalt im Körper stören und so den Blutdruck steigen lassen kann. Die Deutsche Herzstiftung rät daher, bei Bluthochdruck auf glycyrrhizinhaltiges Lakritz zu verzichten.

Neues aus der Forschung:
Was die Wissenschaft weiß

Was hat das Wetter mit dem Blutdruck zu tun? Sind E-Zigaretten weniger schädlich für die Gefäße? Und welche Bedeutung hat Fitness im Alter? Lesen Sie hier, was die Forschung in letzter Zeit Interessantes rund um den Blutdruck herausgefunden hat.

Folgenreicher Stress in der Kindheit

Wer schon in jungen Jahren unter Stress leidet, hat auch im Erwachsenenalter ein höheres Risiko für Bluthochdruck und andere Krankheiten wie Diabetes und Herz-Kreislauf-Erkrankungen. Auch kommt es bei gestressten Kindern später häufiger zu gesundheitsschädlichem Bauchfett und starkem Übergewicht. Das fanden US-Forschende der University of Southern California in Los Angeles heraus, die dafür die Gesundheitsdaten von 276 Kindern auswerteten.

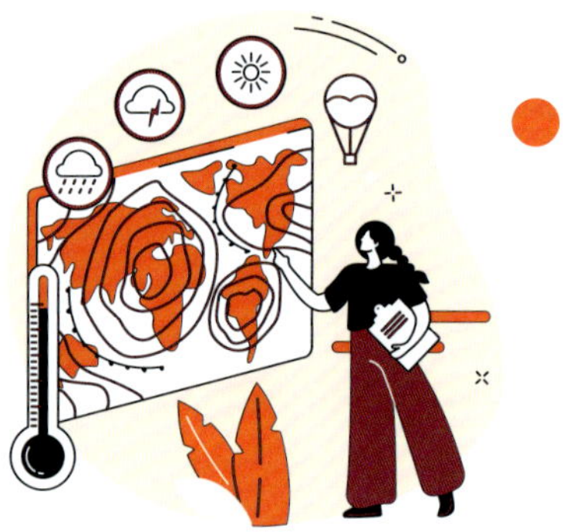

Der Einfluss des Wetters

Treiben Wetterumschwünge den Blutdruck nach oben? Ein Forscherteam des Marien Hospitals Herne – Universitätsklinikum der Ruhr-Universität Bochum wollte dies genau wissen und wertete neun Jahre lang die Daten von mehr als 200 000 Patientinnen und Patienten aus Notaufnahmen und Krankenhäusern aus. Das Fazit: Das Wetter hat zwar einen Einfluss auf den Blutdruck, wirkt aber anders, als es die meisten vermuten. Denn mit Wetterfühligkeit, also körperlichen Beschwerden wie Kopfschmerzen oder Kreislaufproblemen bei Wetterwechsel, hat der Blutdruck nichts zu tun. Das Gefühl entsteht vielmehr, weil Kälte und Wärme unterschiedlich wirken. Ist es kühl, steigen die Werte, weil die Gefäße sich zusammenziehen und verengen. Bei Wärme hingegen weiten sie sich. Wer Bluthochdruck hat, muss sich bei Wetterumschwüngen also keine Sorgen machen. Nur in längeren Kälte- oder Hitzeperioden sollte man mit der Arztpraxis über eventuelle Anpassungen der Medikamente sprechen.

Es kommt auf die Fitness an

Je niedriger der Blutdruck im hohen Alter, desto besser? Das gilt nicht unbedingt. Denn die besten Werte hängen einer Studienarbeit der Universität Ulm und der Agaplesion Bethesda Klinik Ulm zufolge vor allem von der Fitness ab. Bei älteren Heimbewohnerinnen und Heimbewohnern zeigte sich, dass diejenigen, die noch fit sind, mit einem systolischen Blutdruck von 130 mmHg das geringste Sterberisiko haben. Hier sollte der Hochdruck nicht zu stark gesenkt werden, weil dann das Risiko für Stürze steigt. Stark Gebrechliche haben mit einem höheren Blutdruck, also 160 mmHg und höher, ein geringeres Sterberisiko. Die Autorinnen und Autoren der Studienarbeit weisen deshalb auf die Bedeutung individueller Behandlungen hin. „Neben den fitten und sportlich aktiven über 80 Jährigen gibt es gebrechliche und wenig belastbare 70-Jährige. Unsere Untersuchung bestätigt, wie wichtig dieser Umstand im Alter sein kann", sagt Erstautor Kaj-Marko Kremer. Bei der Behandlung sollte die geistige und körperliche Fitness deshalb immer beachtet werden.

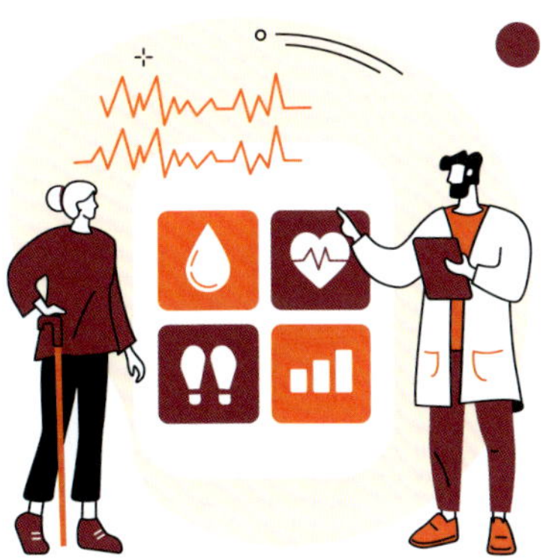

E-Zigaretten sind keine Lösung

Beim Rauchen verengen sich die Gefäße. Das Herz muss sich mehr anstrengen und der Druck steigt. Manche hoffen, dass sich das mit dem Umstieg auf E-Zigaretten vermeiden lässt. Dabei liegen sie aber falsch. Eine Studie am Universitätsklinikum Schleswig-Holstein in Lübeck zeigte, dass nikotinhaltige E-Zigaretten für den Blutdruck mindestens genauso schädlich sind wie herkömmliche. Der systolische Wert erhöht sich demnach beim „Dampfen" sogar für einen längeren Zeitraum als beim Rauchen. Forschende der University of Wisconsin fanden zudem heraus, dass sich die Herzfrequenz bei Rauchern und Dampfern gleichermaßen um etwa vier Schläge pro Minute erhöhte, die Oberarmarterien sich stark verengten und die körperliche Leistungsfähigkeit sich verschlechterte.

HYPERTONIE:
Wie groß ist Ihr Risiko?

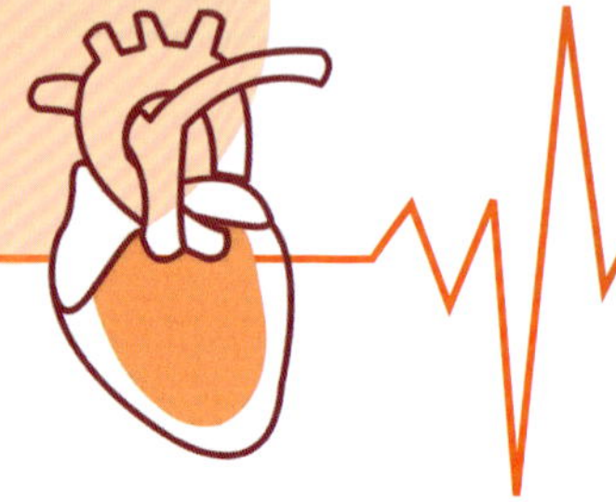

Haben Sie ein erhöhtes Risiko für zu viel Druck in den Gefäßen? Finden Sie es mit diesem Test heraus. Beachten Sie, dass das Ergebnis keine ärztliche Diagnose ersetzt, sondern nur zur Orientierung dient.

Hatten Ihre Eltern Herzerkrankungen?

Nein ... **1**
Ja, beide Eltern ... **3**
Nur einer von beiden ... **2**

Wie alt sind Sie?

Unter 45 ... **1**
Zwischen 45 und 65 ... **2**
Über 65 ... **3**

Wie oft treiben Sie Sport?

Gar nicht ... **3**
Hin und wieder ... **2**
Jeden Tag mindestens eine halbe Stunde ... **1**

Wie viel Salz essen Sie?

Ich achte darauf, wenig Salz zu essen ... **1**
Ich esse sehr viel Salz ... **3**
Ich achte nicht darauf ... **2**

Wie hoch ist Ihr BMI (siehe Seite 13)?

Unter 25 ... **1**
Zwischen 25 und 30 ... **2**
Über 30 ... **3**

Wie oft trinken Sie Alkohol?

Gar nicht ... **1**
Gelegentlich ... **2**
Fast jeden Tag ... **3**

Leiden Sie unter Stress?

Ja, fast immer ... **3**
Nur manchmal ... **2**
Nein ... **1**

Haben Sie Diabetes?

Ja ... **3**
Nein ... **1**
Ich habe Prädiabetes ... **2**

Rauchen Sie?

Nein **1**

Ja **3**

Früher **2**

Wie ernähren Sie sich?

Ich achte auf gesunde Ernährung **1**

Ich ernähre mich leider ungesund **3**

Mal so, mal so **2**

AUSWERTUNG:

26 und mehr Punkte

Ihr Risiko ist deutlich erhöht. Eventuell haben Sie schon länger Bluthochdruck, ahnen aber nichts davon. Sie sollten auf jeden Fall Ihre genauen Werte ermitteln und sich von Ihrer Ärztin oder Ihrem Arzt beraten lassen. Da Ihre Risikofaktoren überwiegend lebensstilbedingt sind, haben Sie die Chance, relativ schnell etwas daran zu ändern. Ernähren Sie sich gesünder, verzichten Sie auf Alkohol und Zigaretten. Eine gute Work-Life-Balance mit gezielter Entspannung und ausreichend Schlaf kann Ihnen helfen. Reicht das nicht, müssen möglicherweise Medikamente zum Einsatz kommen.

16 bis 25 Punkte

Ihr Ergebnis liegt im mittleren Bereich. Da Bluthochdruck häufig lange unentdeckt bleibt, sollten Sie Ihre Werte kennen. Machen Sie mal unverbindlich einen Test in der Apotheke oder legen Sie sich (digitale) Geräte zum Selbstmessen zu. Sie müssen keine Angst vor hohen Werten haben, denn in den meisten Fällen lässt sich ein Bluthochdruck schnell senken. Wenn Sie Ihre Lebensgewohnheiten in den Punkten verbessern, in denen Sie schlecht abgeschnitten haben, klappt das vielleicht ohne Medikamente.

Weniger als 16 Punkte

Ihr gutes Ergebnis deutet auf ein geringes Risiko hin. Wahrscheinlich ernähren Sie sich sehr gesund, bewegen sich viel und leben in einer angenehmen Balance zwischen Anstrengung und Erholung. Machen Sie weiter so wie bisher. Allerdings kann Bluthochdruck auch genetisch bedingt sein oder sich im Alter verstärken. Gegen diese beiden Faktoren können Sie nichts tun. Deshalb ist es wichtig, dass Sie Ihre Werte auch trotz des geringen Risikos im Blick behalten.

Medikamente:
Was Sie wissen müssen

Manchmal sind Tabletten zur Senkung des Bluthochdrucks unumgänglich. Bis sich die gemessenen Werte tatsächlich normalisieren, ist meist ein bisschen Geduld gefragt.

Bei vielen Patientinnen und Patienten verbessert sich der Bluthochdruck von alleine, sobald sie ihre Gewohnheiten ändern – sich also besser ernähren, mehr bewegen, überschüssige Pfunde loswerden und erfolgreich Stress abbauen. Das ist der Idealfall, auf den man sich leider nicht verlassen kann. Wenn Änderungen des Lebensstils nicht helfen oder nicht in ausreichendem Maß gelingen, ist eine medikamentöse Behandlung unumgänglich, um langfristig schwere Schäden an den Gefäßen zu verhindern. Dabei gibt es keine Standardtherapie. Ärztinnen und Ärzte versuchen in der Regel, mit geringen Mengen anzufangen und dabei verschiedene Substanzen so zu kombinieren, dass es den Betroffenen bei möglichst wenig Nebenwirkungen besser geht. Oft ist Geduld gefragt, denn es kann eine Zeit dauern, bis Wirkstoffe und Dosierungen zusammenpassen. Am häufigsten werden heute sogenannte ACE-Hemmer, Angiotensin-Antagonisten (auch Sartane), Kalzium-Antagonisten und Diuretika eingesetzt. Jede Medikamentengruppe wirkt unterschiedlich: ACE-Hemmer blockieren ein Enzym, das am Anstieg des Blutdrucks beteiligt ist, während Kalzium-Antagonisten die Gefäße weiten. Angiotensin-Antagonisten setzen die Wirkung eines Hormons herab, das den Blutdruck steigert. Diuretika entwässern, indem sie die Harnbildung erhöhen und auf diese Weise den Druck in den Gefäßen verringern. Betablocker hemmen die Wirkung des Stresshormons Adrenalin und des Botenstoffs Noradrenalin. Das führt dazu, dass sich der Herzschlag verlangsamt. Was ganz wichtig ist: Setzen Sie blutdrucksenkende Medikamente auf keinen Fall alleine ab! Auch dann nicht, wenn die Werte wieder im normalen Bereich liegen. Wenn Sie etwas ändern möchten, besprechen Sie dies unbedingt mit Ihrer Ärztin oder Ihrem Arzt.

DIE WICHTIGSTEN MEDIKAMENTE ZUR BLUTDRUCKSENKUNG

Medikament	Wirkung	Mögliche Nebenwirkungen	Nicht geeignet für
ACE-Hemmer	blockieren ein an der Blutdrucksteigerung beteiligtes Enzym	· trockener Reizhusten · Anschwellen von Gesicht, Lippen und und Zunge	Schwangere, Hypokaliämie-Patienten, Menschen mit akutem Nierenversagen
Sartane	blockieren die Wirkung eines blutdrucksteigernden Hormons	· trockener Reizhusten · Anschwellen von Gesicht, Lippen und und Zunge	Schwangere, Hypokaliämie-Patienten, Menschen mit akutem Nierenversagen
Diuretika	wirken entwässernd und senken den Druck in den Blutgefäßen	· erhöhte Urinmenge und häufigere Toilettengänge · Kalium- und Natriummangel mit Übelkeit, Muskelschwäche und Verwirrtheit	Menschen mit Gicht oder schweren Nierenerkrankungen sowie Diabetes
Kalzium-Antagonisten	weiten die Gefäße	· Flush · Knöchelödeme · Kopfschmerzen · Magen-Darm-Beschwerden · Muskel- und Gelenkschmerzen	Schwangere, Menschen mit bestimmten Herzrhythmusstörungen oder einer verengten Aortenklappe
Betablocker	lassen die Herzfrequenz und die Herzkontraktilität abnehmen	· Verlangsamung des Herzschlags · Verengung der Bronchien	Menschen mit Asthma, COPD oder AV-Block 2. und 3. Grades

Sanfte Hilfe aus der Natur:
Druck abbauen mit Pflanzenpower

Gegen Bluthochdruck ist so manches Kraut gewachsen. Bestimmte Pflanzen stärken das Herz, andere wirken beruhigend bei Stress, hemmen Entzündungen oder weiten die Gefäße. Lernen Sie hier das Beste aus der Pflanzenwelt kennen.

Hibiskus

Eine Studie der Tufts-Universität in Boston (USA) zeigte, dass der regelmäßige Konsum von Hibiskustee den systolischen Blutdruck im Durchschnitt um 7,2 mmHg senken kann. Vermutlich sind nach Angaben der Forschenden antioxidative Bestandteile des Kräutertees dafür verantwortlich. Außerdem hat das Malvengewächs eine entwässernde Wirkung. Im Sommer schmeckt der rote fruchtige Tee auch kalt als Erfrischung zwischendurch.

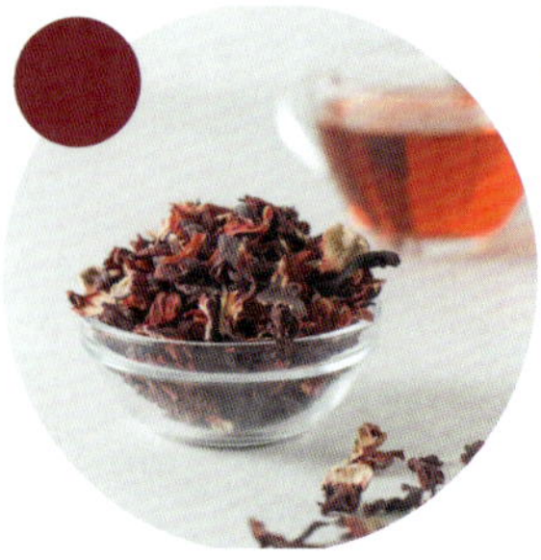

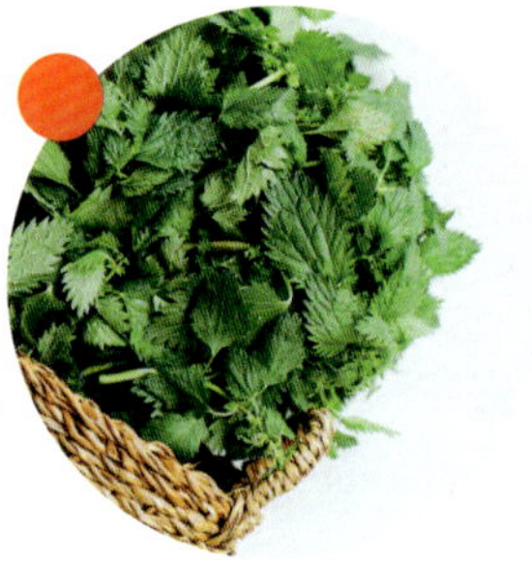

Brennnessel

Für viele ist sie nur ein Unkraut, das auf der Haut brennt, wenn man sie berührt. Tatsächlich hat die „Nierenpflanze" aber viele positive Eigenschaften. Bei einer leichten bis mittelschweren Hypertonie kann sie beispielsweise blutdrucksenkend wirken. Mit ihren harntreibenden und entzündungshemmenden Inhaltsstoffen unterstützt die Brennnessel zudem Entgiftungsprozesse im Körper. Außerdem liefert sie Kalzium, Magnesium sowie Vitamin A und C.

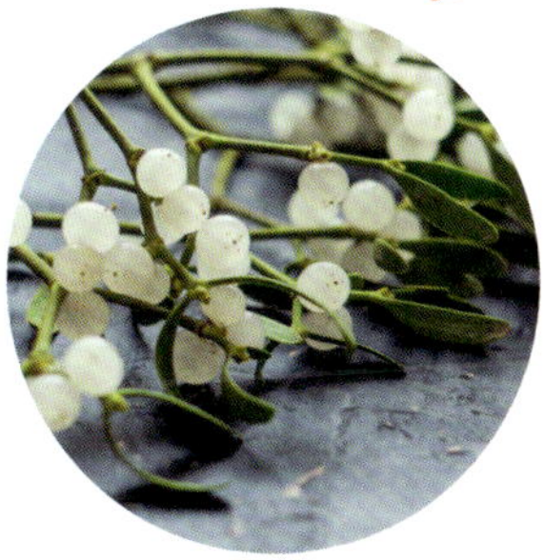

Mistel

Die Mistel wird schon seit Jahrhunderten als Heilpflanze genutzt – unter anderem zur Stärkung des Herz-Kreislauf-Systems, gegen Magen-Darm-Beschwerden oder gegen Kopfschmerzen. Auch in der Krebstherapie kommt die immergrüne Pflanze zur Anwendung. Für einige blutdrucksenkende Präparate und Tabletten wird Mistelsaft als Rohstoff genutzt. Misteltee kann bei der Behandlung von leichtem Bluthochdruck unterstützend wirken.

Weißdorn

Weißdorn ist eine echte Wohltat für das gesamte Herz-Kreislauf-System. In der Traditionellen Chinesischen Medizin werden die Beeren gegen Bluthochdruck empfohlen. Das Hausmittel verbessert die Nähr- und Sauerstoffzufuhr des Herzens und die Durchblutung der Gefäße. Außerdem hilft Weißdorn bei der Blutverdünnung und kann dazu beitragen, die Blutfette zu senken. Ein bis drei Tassen Weißdorntee täglich wirken akut und vorbeugend gegen Herzbeschwerden. Fertigpräparate aus Blättern und Blüten haben sich in Studien als Blutdrucksenker erwiesen.

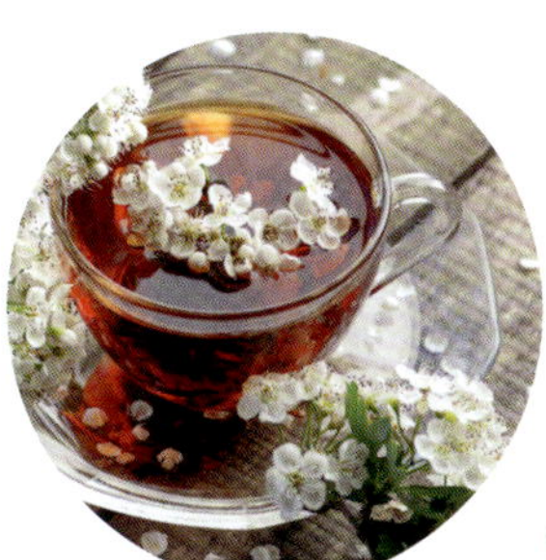

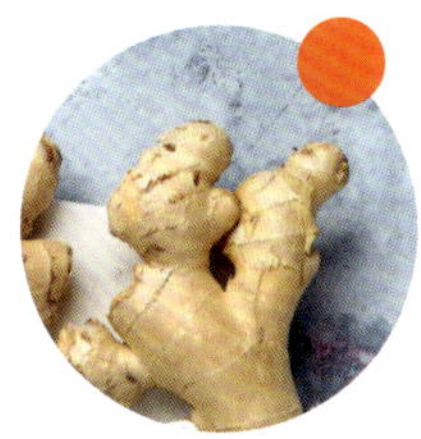

Ingwer

Ob als Gewürz beim Kochen oder als Gesundheitstee – Ingwer ist ein echter Allrounder. Seine Wirkung auf den Blutdruck ist jedoch individuell unterschiedlich. Die Knolle kann den Druck in den Gefäßen bei manchen kurzfristig erhöhen, gleichzeitig aber die Gefäße weiten, die Verdauung ankurbeln und das Abnehmen erleichtern, sodass die Betroffenen davon profitieren. Wer Ingwer gegen Hypertonie nutzen will, sollte vorher mit seiner Ärztin oder seinem Arzt darüber sprechen.

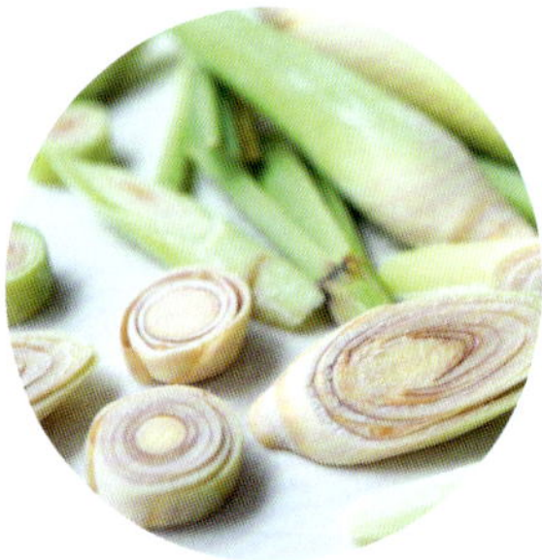

Zitronengras

Die ätherischen Öle sorgen bei diesem Gras nicht nur für Geschmack, sie haben auch eine blutdrucksenkende Wirkung. Außerdem hilft die Heilpflanze aus der indischen Naturheilkunde bei einem zu hohen Cholesterinspiegel, unterstützt die Abwehr gegen Bakterien und die Bekämpfung von Erkältungen. Ein Tee mit Zitronengras wirkt harntreibend und entgiftend. Am Abend kann er den Schlaf fördern.

Bärlauch

Das wilde Frühlingskraut ist reich an Eisen, Magnesium und Mangan und punktet mit Schwefelverbindungen, die bei Bluthochdruck ähnlich wirksam sein können wie Medikamente aus der Gruppe der ACE-Hemmer. Das liegt an speziellen Substanzen, die große, fettspeichernde Fresszellen daran hindern, sich an den Innenwänden der Gefäße festzusetzen. Bärlauch sorgt auch dafür, dass Blutplättchen nicht so leicht verkleben, und verbessert die Fließeigenschaft des Blutes.

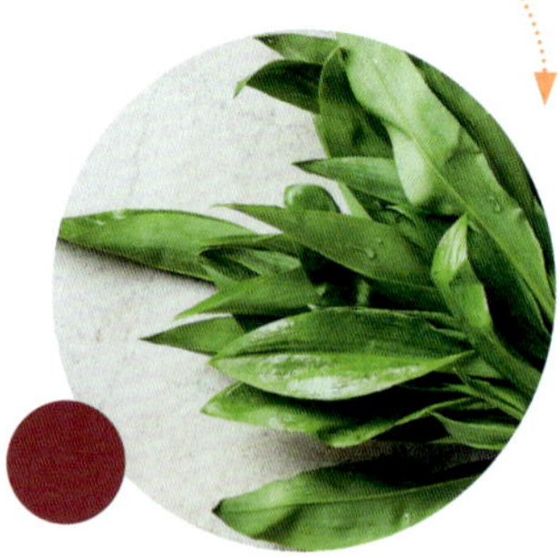

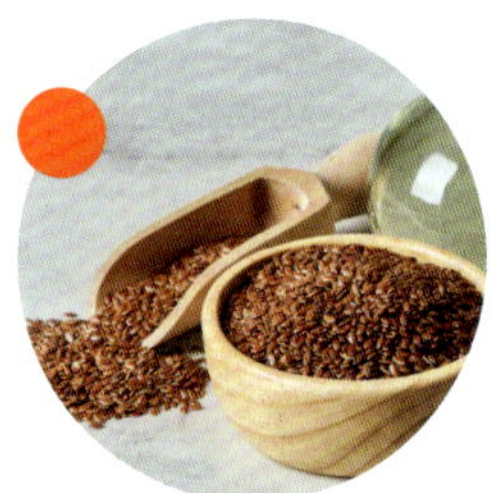

Leinsamen

Supergesunde Omega-3-Fettsäuren, reichlich Ballaststoffe und wertvolle Lignane (eine Unterkategorie der Phytoöstrogene) – mit dieser kraftvollen Kombi an Inhaltsstoffen können Leinsamen gegen hohen Blutdruck und Arteriosklerose punkten: unter anderem, weil sie die Gefäße weiten. Im Rahmen einer Studie konnten Probanden ihren Blutdruck mit 30 Gramm geschrotetem Leinsamen täglich innerhalb von sechs Monaten systolisch um 15 und diastolisch um 8 mmHg senken.

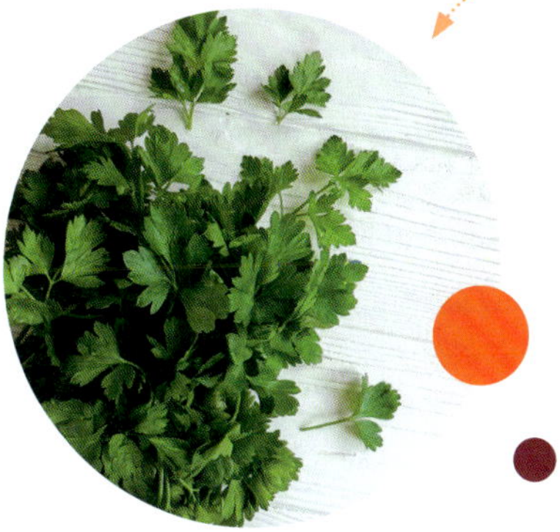

Petersilie

Das dekorative Küchenkraut kann nicht nur den Blutdruck senken. Weil es reichlich Vitamin C enthält, stärkt es auch das Immunsystem und wehrt Erkältungen ab. Außerdem wirkt es entzündungshemmend. Wichtig zu wissen: Wer Medikamente aus der Gruppe der Diuretika einnimmt, sollte sich bei Petersilie zurückhalten, um die entwässernde Wirkung nicht so zu verstärken, dass ein Nährstoffmangel entsteht.

Melisse

In diesem Kraut soll sich die Wirkung von 15 weiteren vereinen, die das Herz stärken und die Stimmung heben, schrieb einst die heilige Hildegard von Bingen. Der positive Einfluss der Melisse beruht auf mehreren Faktoren. Zum einen beruhigt die Heilpflanze die Nerven und unterstützt den Stressabbau; zum anderen ist sie reich an Flavonoiden (sekundären Pflanzenstoffen), die mit ihren antioxidativen Eigenschaften die Gefäße stärken.

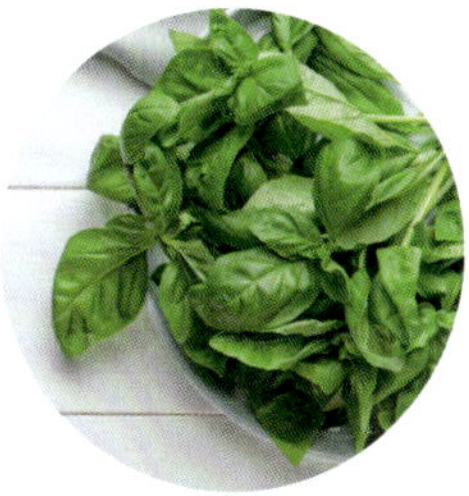

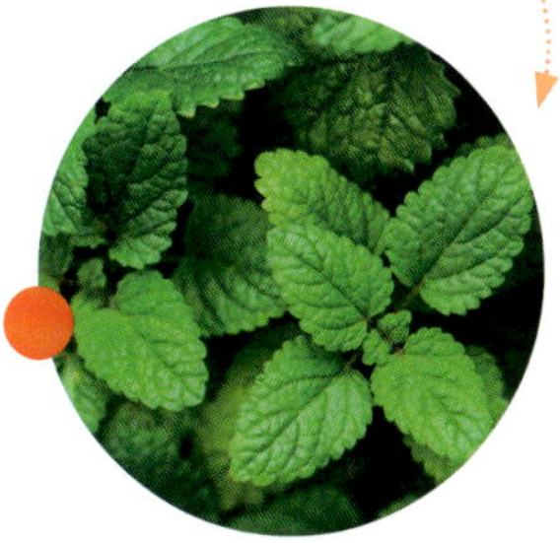

Basilikum

Die aromatische Pflanze verfeinert in der Küche meist Pasta und Pizza und gibt anderen Gerichten eine mediterrane Note. Aber auch in puncto Gesundheit hat Basilikum einiges zu bieten. Es enthält einen Wirkstoff namens Eugenol, der eine entspannende Wirkung auf die Gefäße hat und damit den Blutfluss verbessert. Die ätherischen Öle, die im Basilikum stecken, haben entzündungshemmende Eigenschaften. Am besten wirkt das Kraut, wenn man es frisch verwendet.

Fragen und Antworten:
Das sollten Sie wissen

Diagnose, Messungen, Lebensstil und Medikamente sind bei Bluthochdruck die eine Seite. Doch wenn das geklärt ist, steht man im Alltag immer wieder vor neuen Überlegungen. Was ist erlaubt, erwünscht und was sollte ich lieber lassen? Hier gibt es Antworten auf häufige Fragen.

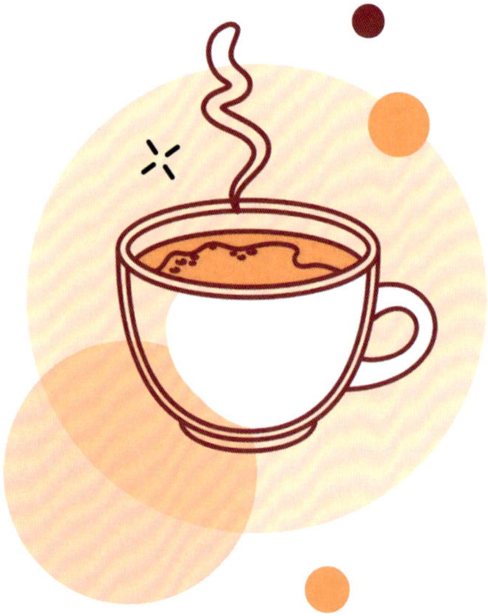

Oben oder unten: Welcher Wert ist wichtiger?

Meist wird der obere systolische Wert als wichtiger erachtet, weil er mehr über das Risiko von Folgekrankheiten aussagt. Bei jüngeren Menschen liefert der untere diastolische Wert jedoch zusätzliche Informationen, wie man an der Universität von Süddänemark herausfand. Deshalb sollten vor allem bei Patientinnen und Patienten unter 50 Jahren immer beide Werte herangezogen werden.

Darf ich mit Bluthochdruck Kaffee trinken?

Diese Frage ist nicht eindeutig zu beantworten. Kurzfristig treibt Kaffee den Blutdruck nach oben. Das ist vor allem bei denen der Fall, die sich sonst nur selten eine Tasse gönnen. Sie sollten vor einer Messung keinen Kaffee trinken, um die Werte nicht zu verfälschen. Genießen Sie das Kultgetränk aber regelmäßig, wirkt es eher senkend, weil der Körper sich an das Koffein gewöhnt. Das gilt allerdings nur, solange Sie es nicht übertreiben. Bis zu drei Tassen täglich sind erlaubt – und können sogar die Herzgesundheit stärken.

Muss ich auf Grapefruit verzichten, wenn ich Blutdrucksenker nehme?

Wer blutdrucksenkende Medikamente aus der Gruppe der Kalzium-Antagonisten (auch Kalzium-Kanalblocker genannt) nimmt, sollte keine Grapefruit essen und auch Grapefruitsaft links liegen lassen. Denn die Zitrusfrucht verändert die Wirkung der Blutdrucksenker: Ihre Inhaltsstoffe können dazu führen, dass die Medizin nicht gleichmäßig abgebaut wird und plötzlich stärker wirkt. Schlimmstenfalls kann der Blutdruck lebensgefährlich abfallen.

Habe ich mit Bluthochdruck ein erhöhtes Corona-Risiko?

Ja. Die Weltgesundheitsorganisation (WHO) weist darauf hin, dass die Covid-19-Verläufe bei Menschen mit Bluthochdruck schwerer sind und das Sterberisiko höher ist. Das verstärkt sich noch einmal, wenn die Betroffenen älter sind und Vorerkrankungen haben. Patientinnen und Patienten sollten mit ihrer Ärztin oder ihrem Arzt besprechen, ob und wann weitere Coronaimpfungen sinnvoll sind.

Wann ist der beste Zeitpunkt für Medikamente?

Bei einem normalen Tag-Nacht-Rhythmus nehmen Sie Ihre Blutdrucksenker am besten morgens. Das gilt aber nicht in jedem Fall. Sind die Werte rund um die Uhr, also tagsüber und nachts, zu hoch, kann es ratsam sein, auch abends Medikamente zu nehmen. Um den richtigen Zeitpunkt herauszufinden, lassen Sie eine 24-Stunden-Messung machen und sich in der Arztpraxis beraten.

Ich habe gehört, dass man bei Bluthochdruck ins Krankenhaus muss. Stimmt das?

Nicht automatisch. Mit „normalem" Bluthochdruck sind Sie in Ihrer Hausarztpraxis in der Regel gut aufgehoben. Erst wenn der obere (systolische) Wert plötzlich auf 190 bis 200 mmHg steigt und Sie schlecht Luft bekommen, sich benommen fühlen oder Druck in der Brust spüren, sollten Sie über die 112 einen Notarzt rufen und die Werte im Krankenhaus abklären lassen.

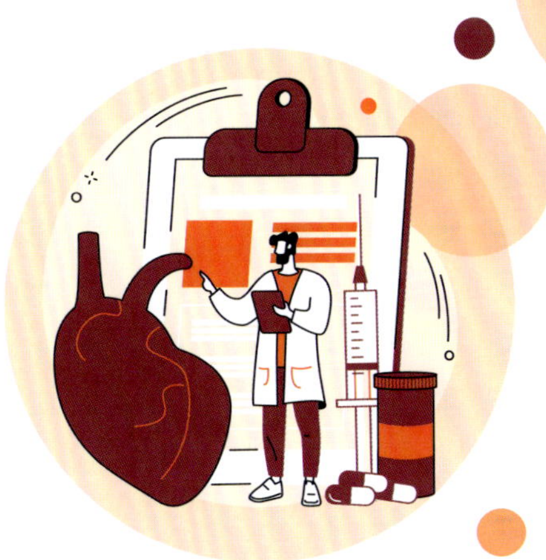

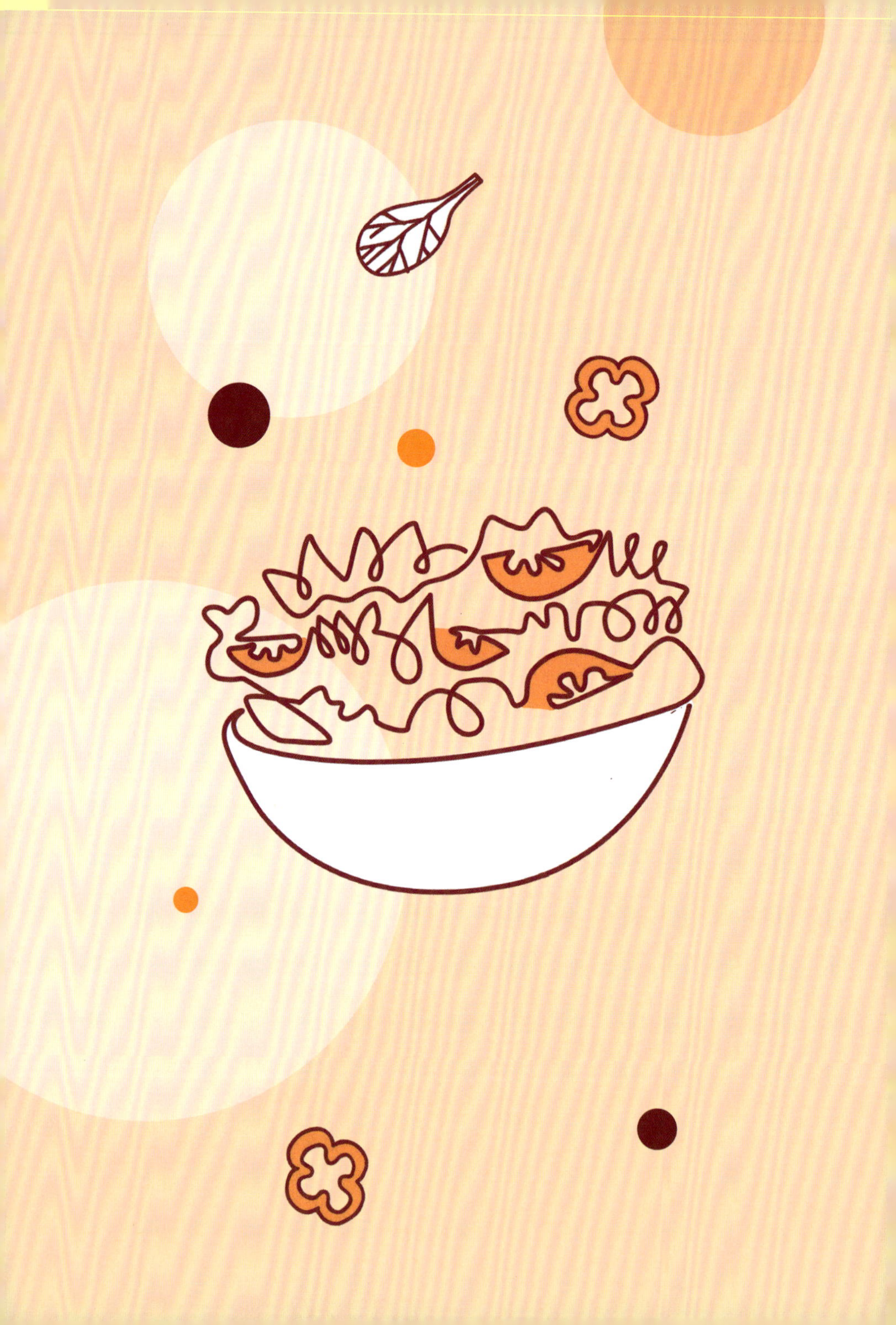

DIE RICHTIGE ERNÄHRUNG: ESSEN SIE SICH GESUND

DRUCK ABBAUEN IN DER KÜCHE

Mit einer Ernährung, die die Gefäße stärkt, haben Sie jeden Tag gleich mehrmals die Möglichkeit, etwas für Ihre Gesundheit zu tun. Dafür sind wahrscheinlich ein paar Veränderungen nötig, die Sie aber in aller Ruhe und in kleinen Schritten umsetzen können. Auf den nächsten Seiten geht es um den Zusammenhang zwischen naturbelassenem Essen und Bluthochdruck. Lernen Sie die besten Lebensmittel und die wichtigsten Regeln kennen, bevor Sie sich an den Herd stellen.

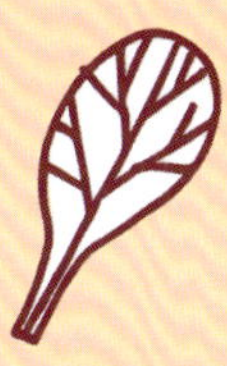

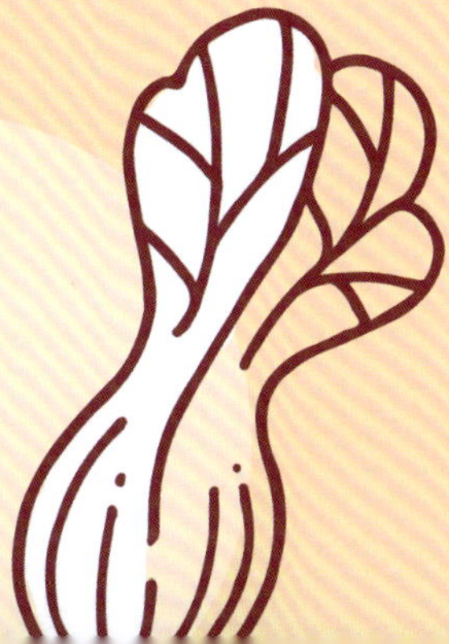

Endlich besser essen:
So stellen Sie Ihre Ernährung um

Mit der richtigen Ernährung lässt sich Bluthochdruck nachweislich senken. Wenn Sie die besten Lebensmittel auswählen, müssen Sie dafür weder hungern noch eine strenge Diät einhalten. Stattdessen ist eine Ernährungsumstellung angesagt.

Alles, was wir täglich auf den Teller bringen, beeinflusst unsere Gesundheit und damit auch den Blutdruck, im Guten wie im Schlechten. Wie wichtig eine ausgewogene, heilende Ernährung ist, zeigen die Zahlen: Weltweit geht heute etwa jeder fünfte Todesfall auf ungesundes Essen zurück. Schlechte Ernährung, die langfristig das Leben verkürzt, begünstigt auch eine Hypertonie. Was starke Gefäße und ein fittes Herz-Kreislauf-System brauchen, ist sehr gut erforscht. In der Wissenschaft herrscht weitgehend Einigkeit darüber, dass es auf wenige, aber wichtige Faktoren ankommt: Eine blutdrucksenkende Ernährung sollte reich an Kalium und Ballaststoffen und arm an schlechtem Fett, Salz und Zucker sein. Wenn Sie das berücksichtigen, haben Sie einen wichtigen Meilenstein in der Therapie geschafft. Bei vielen Hochdruckpatientinnen und -patienten reicht bereits eine Ernährungsumstellung, um zu hohe Werte nachhaltig zu senken. Andere können Medikamente reduzieren. Oft hat das Ganze zudem noch angenehme Nebenwirkungen: Zum Beispiel verschwinden überschüssige Pfunde. Und auch sonst profitiert jeder in Sachen Fitness, Wohlbefinden und Zufriedenheit von einer Ernährungsumstellung. Achten Sie auf folgende Regeln:

Gemüse und Obst

Gestalten Sie Ihren Ernährungsplan so, dass zu jeder Mahlzeit frisches und unverarbeitetes Gemüse beziehungsweise Obst auf den Tisch kommt. Dabei gilt für einen optimalen Nährstoff-Mix: je bunter, desto besser. Ein paar Beeren zum Frühstücksmüsli, mittags viel Salat als Beilage und abends gekochtes Gemüse – so stimmt die Basis. Gemüse und Obst sind reich an Kalium, Ballaststoffen und Antioxidantien. Perfekt sind 400 bis 600 Gramm Gemüse am Tag. Beim Obst darf es etwas weniger sein; vor allem bei sehr süßen Früchten sollten Sie sich zurückhalten.

Kräuter statt Salz

Die meisten Deutschen essen deutlich mehr als die empfohlenen 6 Gramm Salz täglich. Und zwar nicht, weil sie zu oft zum Salzstreuer greifen, sondern weil sich in vielen Fertiggerichten und Fast Food Salz „versteckt“, das unseren Konsum in die Höhe treibt. Gewöhnen Sie sich an, beim Kochen anstelle von Salz Kräuter und andere Gewürze zu nutzen. Es hat sich gezeigt, dass allein weniger Salz den systolischen Wert um 10 und den diastolischen um 6 mmHg senken kann (weitere Tipps und Infos siehe Innenklappe hinten).

Pflanzliche Fette

Beim Fett kommt es weniger auf den Kaloriengehalt als auf die Qualität an. Bevorzugen Sie pflanzliche Fette (zum Beispiel Raps-, Lein-, Algen- und Olivenöl), die vor Arteriosklerose schützen, und sparen Sie bei tierischem Fett. Auch Nüsse sind gesunde Fettlieferanten.

Vollkorn statt Weißmehl

Kohlenhydrate aus Brot, Nudeln, Reis und Co. liefern schnelle Energie. Das macht sie so beliebt, aber nicht immer

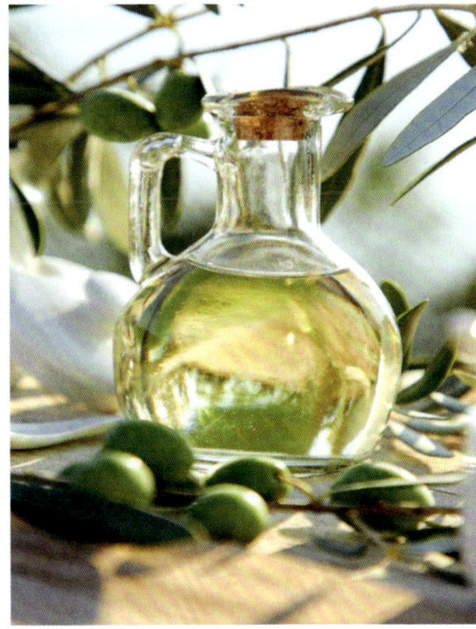

gesund. Sie müssen nicht darauf verzichten, solange Sie die richtige Auswahl treffen und auf Kohlenhydrate setzen, die nur langsam ins Blut gehen. Das gelingt, indem Sie immer die Vollkornvarianten bevorzugen, die unter anderem wertvolle Ballaststoffe, Vitamine und Magnesium liefern. Auf Lebensmittel mit schnellen Kohlenhydraten aus Weißmehl (Weißbrot, Kuchen, Kekse, viele Fertiggerichte) sollten Sie verzichten (siehe Seite 45).

Pflanzliches Eiweiß

Für einen gesunden Blutdruck brauchen wir Eiweiß aus verschiedenen Quellen, die zusammen eine Vielfalt an Vitaminen, Mineral- und Ballaststoffen liefern.

Am besten ist ein Mix aus pflanzlichen Proteinen (Pseudogetreide, Hülsenfrüchte, Nüsse, Samen) und kleineren Mengen tierischem Eiweiß aus magerem unverarbeitetem Fleisch, Geflügel, Eiern und fettarmen Milchprodukten wie Hüttenkäse und Magerquark.

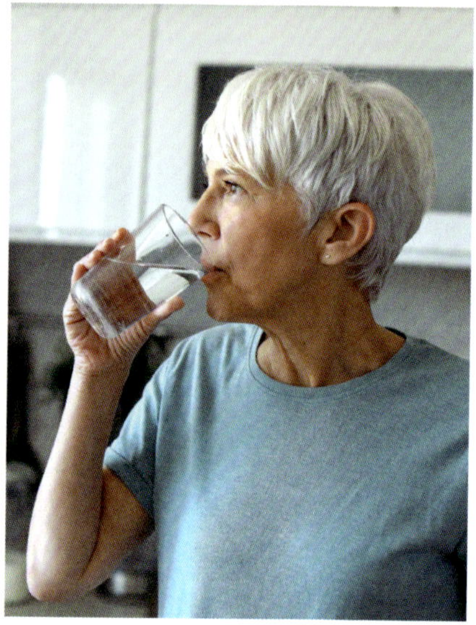

Richtig trinken

Unser Körper braucht täglich mindestens 1,5 bis 2 Liter Flüssigkeit. Beim Sport und bei Hitze darf es auch mehr sein. Wenn wir zu wenig trinken, verkleinern sich die Blutkörperchen und -zellen, um trotz Flüssigkeitsmangel gefüllt zu sein. Die Spannung in den Arterien nimmt dadurch zu, der Druck steigt. Das beste Getränk bei Bluthochdruck ist Wasser. Ob direkt aus der Leitung oder als Mineralwasser ist dabei eine Geschmacksfrage. Wichtig ist nur, dass der Natriumgehalt bei Mineralwasser nicht höher als 20 Milligramm pro Liter liegt. Auch ungesüßte Kräutertees, bis zu fünf Tassen schwarzer Kaffee oder grüner Tee kommen infrage.

Regelmäßig fasten

Der ganze Körper profitiert davon, wenn wir nicht ständig essen oder snacken. Fasten senkt nachweislich auch den Blutdruck. Das gilt nicht nur für längere Heilfastenkuren in einer Klinik, sondern auch, wenn Sie regelmäßig auf mehrstündige Esspausen setzen, wie es zum Beispiel beim Intervallfasten der Fall ist. Um sich langsam daran zu gewöhnen, lassen Sie zunächst die Snacks zwischendurch weg. Anschließend verzichten Sie dann idealerweise 16 Stunden am Stück (am besten über Nacht) auf Nahrung. Selbst wenn diese Form des Verzichts auf Zeit nicht sofort das Gewicht senkt, fällt eine Ernährungsumstellung leichter. Zur Motivation: Fasten ist ein Segen für die Gesundheit – unter anderem bei den Blutzucker-, Blutfett- und Blutdruckwerten. Wer Blutdrucksenker nimmt, sollte das Intervallfasten mit seiner Ärztin oder seinem Arzt besprechen und die Dosis gegebenenfalls senken.

VON FERTIGGERICHTEN BIS ALKOHOL: WAS SIE BESSER MEIDEN SOLLTEN

Fertiggerichte

Ob Chips, Tiefkühlpizza, Softdrinks oder vorgefertigte Dressings: Unter den Begriff Fertiggericht fällt alles, was industriell verarbeitet wird und daher Zusatzstoffe, häufig unnötige Kalorien, Zucker, Salz und gesättigte Fette oder Transfette enthält. Das wird gemacht, damit die Produkte besonders appetitlich aussehen, besser schmecken oder länger haltbar sind. Wichtig zu wissen: Auch pflanzliche Alternativen zu Fleisch, Käse und Milch in Form von Veggie-Fertigprodukten können solche gesundheitsschädlichen Stoffe enthalten.

Fleisch- und Wurstwaren

Verarbeitetes beziehungsweise gepökeltes Fleisch zählt zu den schlechtesten Lebensmitteln für Hypertonie-Patientinnen und -patienten. Meist enthalten Speck, Schinken, Bratwurst und Co. zu viel Salz und schädliche ungesättigte Fettsäuren. Auch unverarbeitetes Fleisch sollte man nur in Maßen genießen. Studien zeigen: Wer mehr als jeden zweiten Tag Fleisch verspeist, hat ein um 17 Prozent höheres Risiko für Bluthochdruck als jemand, der dies nur einmal pro Woche oder seltener tut.

Zuckerreiches

Sie schmecken leider so gut, dass wir häufig fast schon „süchtig" nach ihnen sind. Aber Süßigkeiten, Kekse und Co. haben in einer gesunden Ernährung keinen Platz. Sie treiben den Blutdruck nach oben, weil zu viel Zucker Risikofaktoren wie Übergewicht, Diabetes und Fettleber fördert. Das gilt auch für gezuckerte Getränke wie Fruchtsäfte, Limonaden und Energydrinks. Es zählt nicht nur der Zucker im Kaffee und der in der Schokolade – auch viele herzhafte Fertiggerichte enthalten Zucker.

Alkohol

Nicht nur für Bluthochdruck-Patientinnen und -patienten gibt es viele gute Gründe, besser ganz auf Alkohol zu verzichten. Der Genuss von Alkohol fördert nachweislich Übergewicht und trägt vor allem dazu bei, dass der Bauchumfang zunimmt. Alkohol enthält viele Kalorien, steigert den Appetit und fördert Heißhungerattacken. Bei Bluthochdruck-Betroffenen steigt der Druck oft nach dem Alkoholkonsum; außerdem kommt es häufig zu Wechselwirkungen mit blutdrucksenkenden Medikamenten.

Die besten Lebensmittel: Blutdrucksenker aus der Küche

Es gibt Nahrungsmittel, die wie natürliche Medizin auf den Blutdruck wirken. Machen Sie Ihre Mahlzeiten zu kleinen therapeutischen Maßnahmen, indem Sie die hier vorgestellten Top-Lebensmittel möglichst oft auf den Teller bringen.

Heidelbeeren liefern Planzenfarbstoffe

Es sind Pflanzenfarbstoffe, die Heidelbeeren zum Blutdrucksenker machen: Sogenannte Anthocyane verleihen den Powerkügelchen ihr kräftiges Blau. Im Rahmen einer Studie des Londoner King's College tranken Freiwillige einen Monat lang jeden Tag 200 Milliliter Heidelbeersaft und konnten damit ihre Werte um durchschnittlich 5 mmHg senken. Die Forschenden wollten genauer wissen, was wie wirkt, und fanden heraus, dass die Pflanzenfarbstoffe die Funktion der Zellschichten auf der Innenseite der Blutgefäße verstärken, sodass die Arterien sich besser anpassen können. Heidel- und andere dunkle Beeren sind außerdem prima für den Darm, kurbeln die Verdauung an und stärken das Immunsystem. Zudem sind die kleinen Beeren kalorienarm und enthalten wenig Zucker.

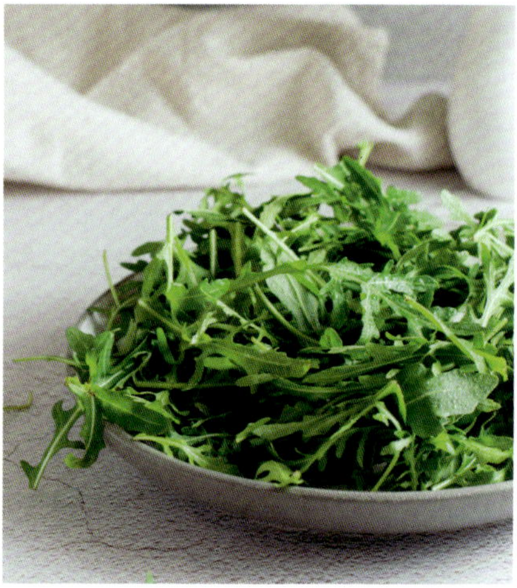

Kalium aus grünem Blattgemüse

Ob Spinat, Wildkräuter, Salat, Rucola, Feldsalat oder Chicorée – mit grünem Blattgemüse liegen Sie nie falsch. Als echter Blutdrucksenker fungiert dabei Kalium, das den Körper bei der Natriumausscheidung unterstützt. Außerdem enthält das „Grünzeug" Nitrate, die die Blutgefäße weiten, da sie im

Körper zu Stickstoffmonoxid umgewandelt werden. Das wiederum sorgt dafür, dass das Blut mit weniger Druck zum Herz geleitet wird. Grünes Blattgemüse enthält zudem den Pflanzenfarbstoff Chlorophyll, der zahlreiche gesundheitsfördernde Eigenschaften hat. Er bringt die Verdauung in Schwung, unterstützt entgiftende Prozesse im Körper und ist eine hervorragende Quelle für wichtige Mineralien. Weil grünes Blattgemüse viel Volumen, aber wenig Kalorien liefert, erleichtert es das Abnehmen.

Haferflocken mit Top-Nährstoffbilanz

Hafer gehört zu den gesündesten Getreidesorten überhaupt und ist ein echtes Powerfood gegen verschiedene Krankheiten. Er hilft mit seinen besonderen Eigenschaften nicht nur gegen Bluthochdruck. Auch bei begleitenden Erkrankungen wie zum Beispiel hohen Blutfettwerten, Diabetes oder Übergewicht zeigt Hafer seine Stärke. Das verdankt er unter anderem den blutdrucksenkenden Inhaltsstoffen Beta-Glucan und Kalium. Kalium ist – neben anderen Aufgaben – als Gegenspieler zu Natrium auch für die Herzfunktionen und die Blutdruckregulierung zuständig. Eine Studie zeigte, dass Haferflocken als Zusatz zur normalen Ernährung den Blutdruck bei Probandinnen und Probanden binnen sechs Wochen signifikant senken konnten. Mit nur 17 Milligramm Salz auf 100 Gramm schlägt der Salzgehalt kaum zu Buche. Auch sonst kann sich die Nährstoffbilanz von Haferflocken sehen lassen. Sie enthalten zum Beispiel wichtige Vitamine, Antioxidantien sowie Mineral- und Ballaststoffe. Für Diabetiker sind die Flocken interessant, weil sie den Blutzuckerspiegel nur langsam steigen lassen.

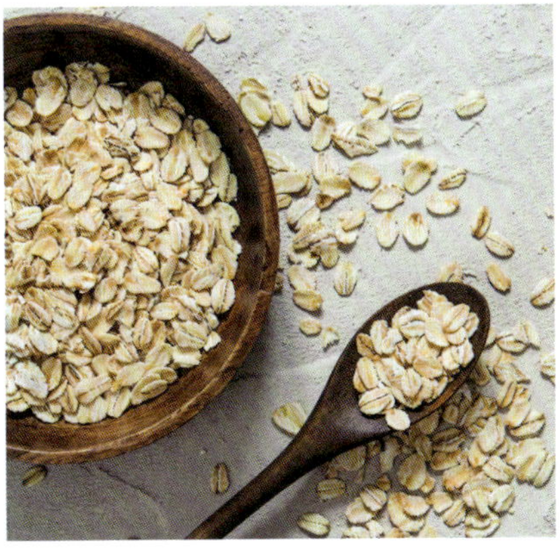

Rote Bete für die Blutbildung

Diese Rübe hat es in sich. Mit Eisen und B-Vitaminen kurbelt Rote Bete die Blutbildung an und hält die Gefäße fit. Davon profitieren wir auch bei Bluthochdruck. Im Rahmen einer englischen Studie fanden Forschende heraus, dass der obere systolische Wert für einen Tag und eine Nacht um 5 mmHg sinkt, wenn man einen halben Liter Rote-Bete-Saft trinkt. Das dürfte vor allem an den Nitraten liegen, die das heimische Knollengemüse enthält. Diese werden durch Speichel zu sogenannten Nitriten, die die Gefäße weiten und dadurch den Blutdruck senken. Der Farbstoff Betanin stärkt zudem das Immunsystem und entlastet die Leber. Rote Bete enthält viele Vitamine, die an wichtigen Stoffwechselprozessen beteiligt sind und unter anderem das Zellwachstum fördern. Auch die Augen und die Haut profitieren. Um möglichst viele Nährstoffe zu erhalten, sollten Sie die Rübe erst garen und dann schälen. Im Salat, als Gemüsebeilage oder im Saft schmeckt sie übrigens auch roh.

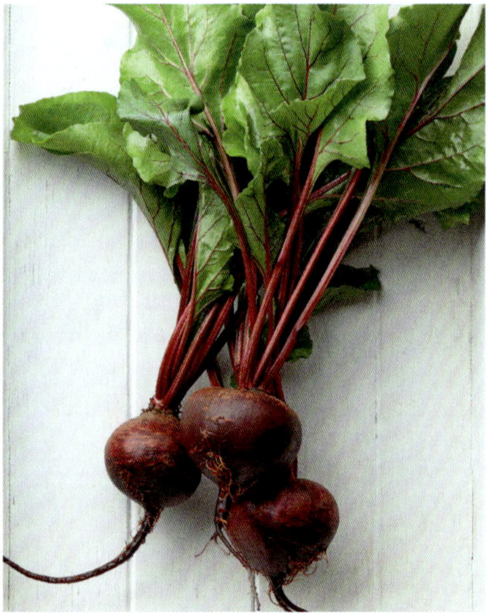

Joghurt senkt das Risiko

Regelmäßig Joghurt – und das Risiko für Bluthochdruck sinkt. Zu dieser Erkenntnis kommt eine Studie der University School of Medicine in Boston (Massachusetts). Die Forschenden betonen, dass es zwar keine einzelnen Lebensmittel als allein wirksame Wunderwaffe gegen Bluthochdruck gibt, aber bei Joghurt als Teil einer ansonsten gesunden Ernährung zeigte sich die entsprechende Wirkung. Je besser die Teilnehmenden der Studie sich sonst ernährten, desto wirksamer war auch Joghurt. Wer viel Gemüse, Obst, Nüsse, fettarme Milch- und Vollkornprodukte isst, zudem fünf oder mehr Portionen Joghurt pro Woche zu sich nimmt, kann sein Bluthochdruckrisiko demnach um etwa 20 Prozent senken.

Nüsse für starke Gefäße

Ob Haselnüsse, Mandeln, Pistazienkerne oder Walnüsse – die Schalenfrüchte können nicht nur den Cholesterinspiegel senken. Sie enthalten wertvolle ungesättigte Fettsäuren, reichlich Ballaststoffe, B-Vitamine, sekundäre Pflanzenstoffe und viel Magnesium. All das tut den Gefäßen gut, senkt den Blutdruck und verbessert die Herzgesundheit. Da die gesunden Knabber-Alternativen zu Chips und Co. reichlich Kalorien enthalten, sollten Sie es beim Konsum nicht

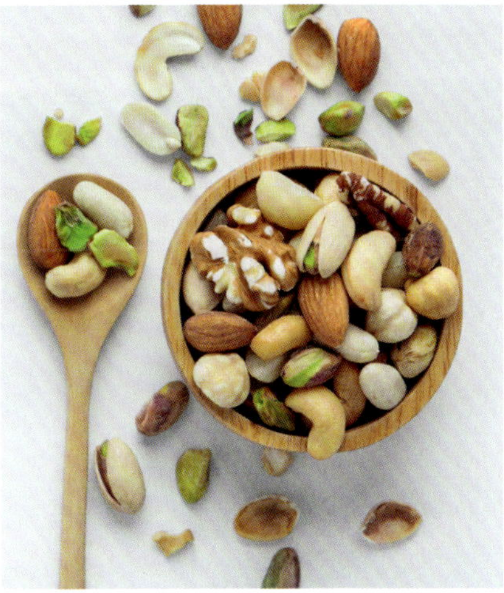

übertreiben. 40 Gramm täglich sind das Maximum; das entspricht etwa einer kleinen Handvoll.

Knoblauch am besten roh

Wenn die Knolle zerdrückt oder zerkleinert wird, entsteht der Wirkstoff Allicin, eine schwefelhaltige Verbindung, die für verschiedene gesundheitsfördernde Effekte verantwortlich ist. Antioxidantien tragen dazu bei, dass die Gefäße gesund bleiben. Laut Studien kann bereits eine Zehe täglich in Sachen Bluthochdruck kleine Wunder vollbringen. Eine Senkung um bis zu 9 mmHg systolisch und 6 mmHg diastolisch ist möglich. Am besten wirkt roher Knoblauch. Wer sich mit dem Geschmack nicht anfreunden kann, hat die Möglichkeit, auf entsprechende Extrakte zurückzugreifen.

Dunkle Schokolade zum Naschen

Gute Nachricht für alle, die Schokolade mögen: Der Blutdruck kann vom Naschen profitieren. Allerdings ist das kein Freibrief für jede Schoko-Form. Denn eine heilsame Wirkung zeigt sich nur bei dunklen Varianten mit einem Kakaoanteil von 70 Prozent oder mehr. Die darin enthaltenen Flavonoide erweitern die Blutgefäße und machen die Arterien elastischer, sodass sich der Druck verringert. Zudem wirkt Kakao antioxidativ und hemmt die Blutgerinnung. Trotzdem sollte man es mit dem süßen Genuss nicht übertreiben, denn Zucker und Fett aus Schokolade haben andere Nachteile. Optimal gilt einer Studie zufolge 6,3 Gramm täglich; das ist etwa ein Stückchen.

Hülsenfrüchte wirken vielfältig

Linsen sind reich an Magnesium, Kalium und Ballaststoffen. Damit tragen die bunten Hülsenfrüchte auf vielfältige Weise zur Blutdrucksenkung bei. Das gilt auch für Bohnen und Erbsen. Zum einen unterstützen Ballaststoffe das Abnehmen, zum anderen sorgt Magnesium für Entspannung in den Blutgefäßen. Kalium wirkt dem blutdrucksteigernden Effekt von Natrium entgegen. Ebenfalls ein Vorteil für Menschen mit Hypertonie: „Grünes" Eiweiß aus Linsen und Co. ist ein guter Fleischersatz.

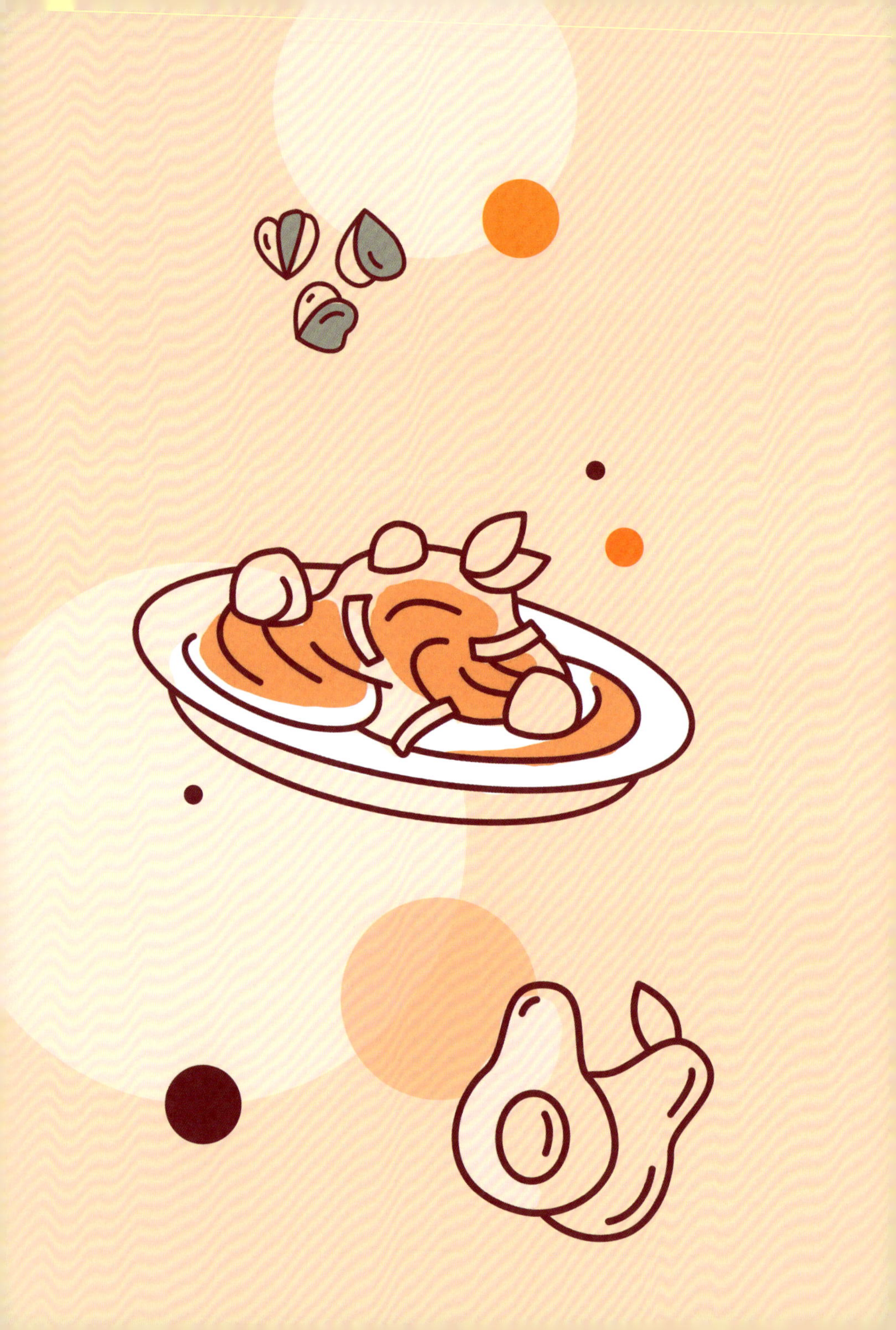

REZEPTE, DIE IHRE GEFÄSSE SCHONEN

SO KOCHEN SIE DEN BLUTDRUCK RUNTER

Gesundheit und Genuss – überzeugen Sie sich selbst, wie wunderbar das zusammengeht. Damit Sie gleich loslegen können, haben wir Ihnen auf den nächsten Seiten leckere Rezepte zusammengestellt, die allen schmecken und ohne großen Aufwand auf dem Tisch stehen. Wetten, dass Sie hier lauter neue Lieblingsgerichte finden? Wichtig: Sparen Sie beim Salz und kochen Sie mit frischen Zutaten – dann kann (fast) nichts mehr schiefgehen!

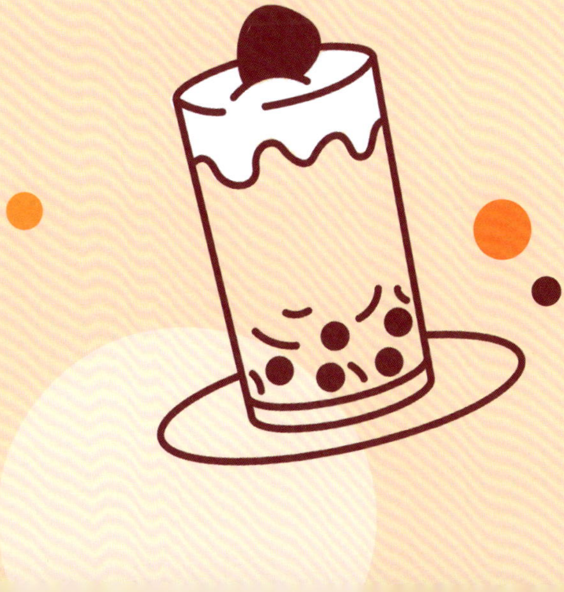

Müsli Bircher Art mit Pflaumen

Für 2 Personen
Zubereitung: 20 Minuten
Quellen: 8 Stunden
(über Nacht)

2 getr. Feigen
75 g zarte Haferflocken
200 ml ungesüßter Mandeldrink
30 g Walnusskerne
1 EL Mandeln
1 nicht zu reife Birne
(z. B. Conference)
1 EL Zitronensaft
150 g Joghurt (3,5 % Fett)
2 rote Pflaumen (ca. 130 g)
2 TL Birnendicksaft

Pro Portion: ca. 500 kcal,
14 g EW, 22 g F, 56 g KH

1. Am Vorabend die Feigen klein würfeln, mit den Haferflocken in eine Schüssel geben und mit dem Mandeldrink mischen. Die Mischung im Kühlschrank abgedeckt etwa 8 Stunden, am besten über Nacht, quellen lassen.

2. Am nächsten Tag die Walnüsse und Mandeln in einer Pfanne ohne Fett hell anrösten. Herausnehmen, abkühlen lassen und grob hacken. Die Birne waschen, vierteln und entkernen. Ein Viertel zum Garnieren beiseitelegen, die übrigen Birnenviertel auf der Gemüsereibe grob raspeln. Sofort mit dem Zitronensaft beträufeln, damit sich die Birne nicht bräunlich verfärbt.

3. Nuss-Mix – bis auf 2 TL zum Garnieren –, Birnenraspel und Joghurt unter die Haferflockenmischung rühren. Die Pflaumen waschen, halbieren, entsteinen und in dünne Spalten schneiden. Das beiseitegelegte Birnenviertel in dünne Scheiben schneiden.

4. Das Müsli auf Schalen verteilen und die Pflaumen- und Birnenstücke darauf anrichten. Mit dem restlichen Nuss-Mix bestreuen und mit je 1 TL Birnendicksaft beträufeln.

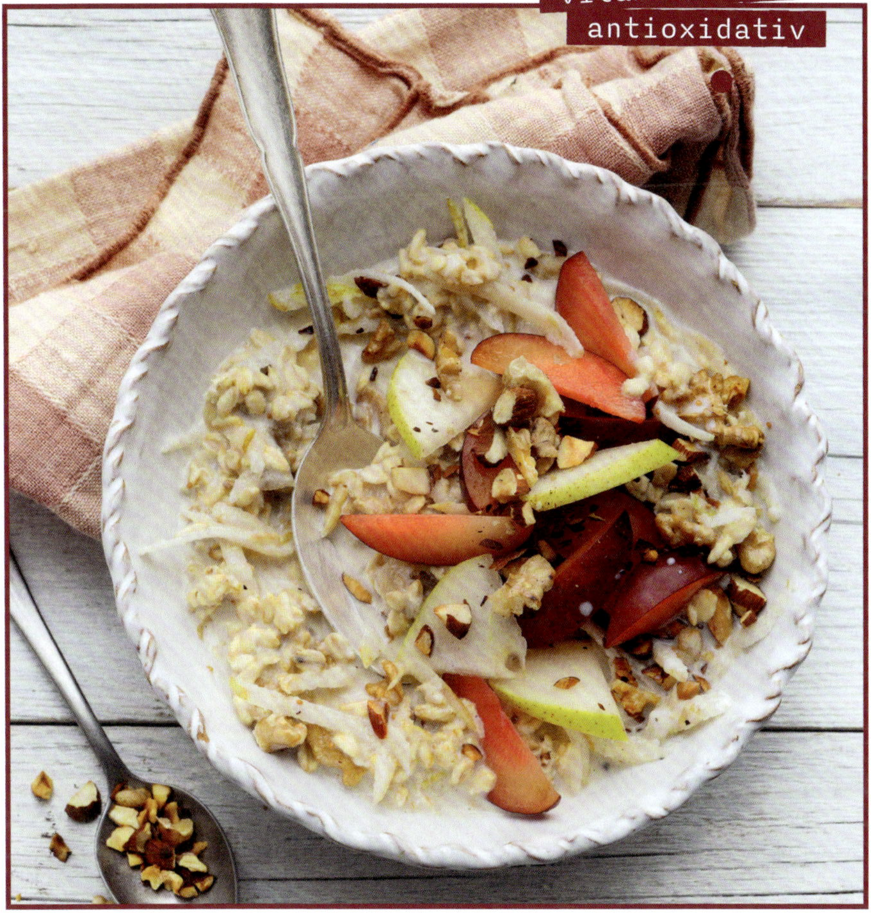

TIPP:

Vor allem dunkle Früchte wie Pflaumen, Brom- oder Heidelbeeren enthalten reichlich Flavonoide (Anthocyane; siehe Seite 46). Diese sekundären Pflanzenstoffe können nachweislich den Blutdruck senken und so vor Herz-Kreislauf-Erkrankungen schützen. Außerdem wirkt das dunkle Obst entzündungshemmend und versorgt uns mit wichtigen Vitaminen.

Sommerlicher Buchweizen-Porridge

Für 2 Personen
Zubereitung: 20 Minuten
Einweichen: 8 Stunden
(über Nacht)

100 g Buchweizen
200 ml Milch (3,5 % Fett)
2 EL geschrotete Leinsamen
30 g Haselnusskerne
1 Kiwi
125 g Erdbeeren
80 g Himbeeren
¼ TL gemahlene Vanille
2 TL Ahornsirup
1 EL Kokos-Chips

Pro Portion: ca. 480 kcal,
15 g EW, 19 g F, 55 g KH

1. Am Vorabend den Buchweizen in einer Schüssel mit Wasser mischen und bei Raumtemperatur abgedeckt etwa 8 Stunden, am besten über Nacht, einweichen.

2. Am nächsten Tag den Buchweizen in ein Sieb abgießen und gut abtropfen lassen. Dann mit 150 ml Milch in einem Topf unter Rühren einmal aufkochen. Den Leinsamen unterrühren und alles mit geschlossenem Deckel bei schwacher Hitze 5 bis 10 Minuten garen, dabei ab und zu umrühren. Falls der Porridge zu fest ist, noch bis zu 50 ml Milch unterrühren.

3. Inzwischen die Nüsse in einer Pfanne ohne Fett hell anrösten. Herausnehmen, abkühlen lassen und grob hacken. Die Kiwi schälen, längs halbieren und quer in Scheiben schneiden. Die Erdbeeren waschen, putzen und je nach Größe halbieren oder vierteln. Die Himbeeren verlesen, waschen und trocken tupfen.

4. Den Porridge mit Vanille und Ahornsirup abschmecken und auf Schalen verteilen. Kiwi, Erdbeeren und Himbeeren darauf anrichten. Den Porridge mit Nüssen und Kokos-Chips bestreuen und nach Belieben mit einigen Minzeblättern garnieren.

antientzündlich
Omega-3-reich

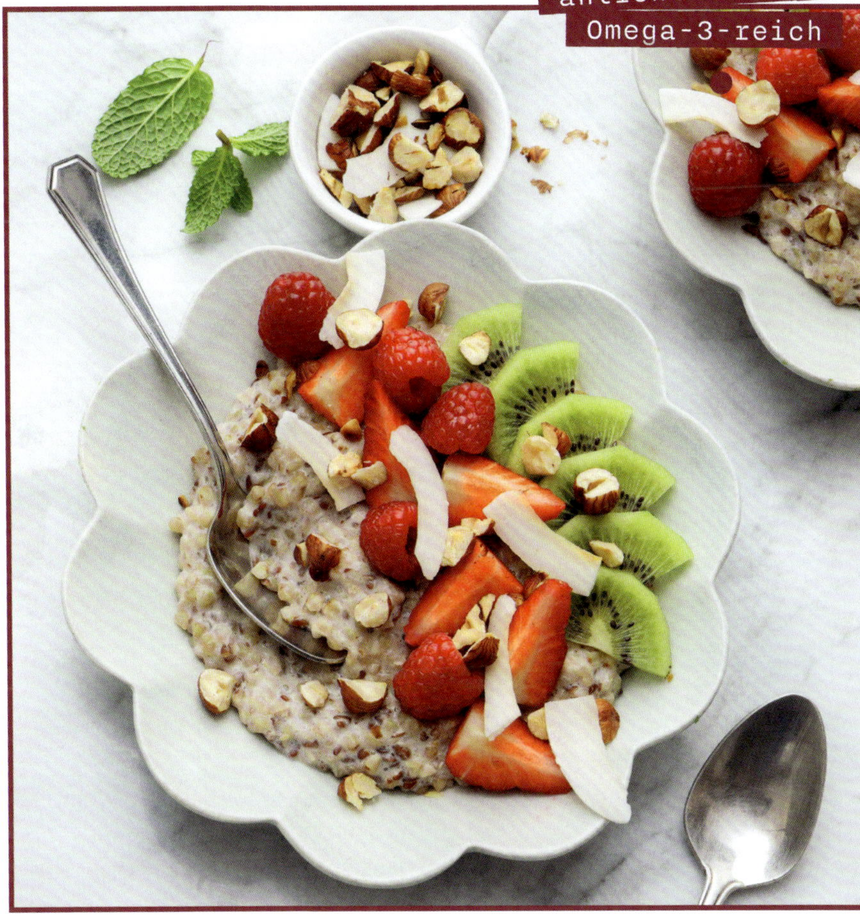

TIPP:

Leinsamen (siehe Seite 36) gelten als eine der besten pflanzlichen Quellen für hochwertige Omega-3-Fettsäuren. Diese wirken blutdrucksenkend, verringern die Blutfettwerte und verbessern die Fließeigenschaften des Blutes. Auf diese Weise helfen Leinsamen, einem Herzinfarkt vorzubeugen. Besonders konzentriert finden sich ihre hochwertigen Fettsäuren in kalt gepresstem Leinöl.

Brötchen mit Dinkel und Kernen

Für 8 Stück
Zubereitung: 20 Minuten
Backen: 20 Minuten

250 g Magerquark
1 Ei (Größe M)
½ TL Salz
1 TL Rohrohrzucker
200 g Vollkorndinkelmehl
150 g Dinkelmehl (Type 630)
1 Pck. Weinsteinbackpulver
4–6 EL Milch (3,5 % Fett)
80 g Kerne-Mix
(z. B. Kürbis- und Sonnenblumenkerne, Lein- und Sesamsamen)
Dinkelmehl zum Arbeiten

Pro Stück: ca. 260 kcal,
13 g EW, 6 g F, 36 g KH

1. Quark, Ei, Salz und Zucker in einer Schüssel mit einem Schneebesen glatt verrühren. Beide Dinkelmehlsorten und das Backpulver in einer weiteren Schüssel mischen.

2. Die Mehlmischung und die Milch abwechselnd zur Quarkmasse geben und alles mit den Knethaken des Handrührgeräts zu einem glatten Teig verkneten.

3. Den Backofen auf 200 °C (Ober-/Unterhitze) vorheizen. Backblech mit Backpapier belegen. Den Kerne-Mix auf einem Teller verteilen.

4. Dann den Teig auf der leicht bemehlten Arbeitsfläche mit den Händen zu einer Rolle (ca. 7 cm Durchmesser) formen und in 8 Portionen schneiden. Jede Teigportion mit den Händen zu einer Kugel formen, etwas flach drücken und rundum im Kerne-Mix wälzen.

5. Die Brötchen nebeneinander auf das Blech setzen und im Ofen auf der mittleren Schiene etwa 20 Minuten goldbraun backen. Herausnehmen und auf einem Kuchengitter abkühlen lassen. Die Brötchen lassen sich gut einfrieren.

ballaststoffreich
schnell gemacht

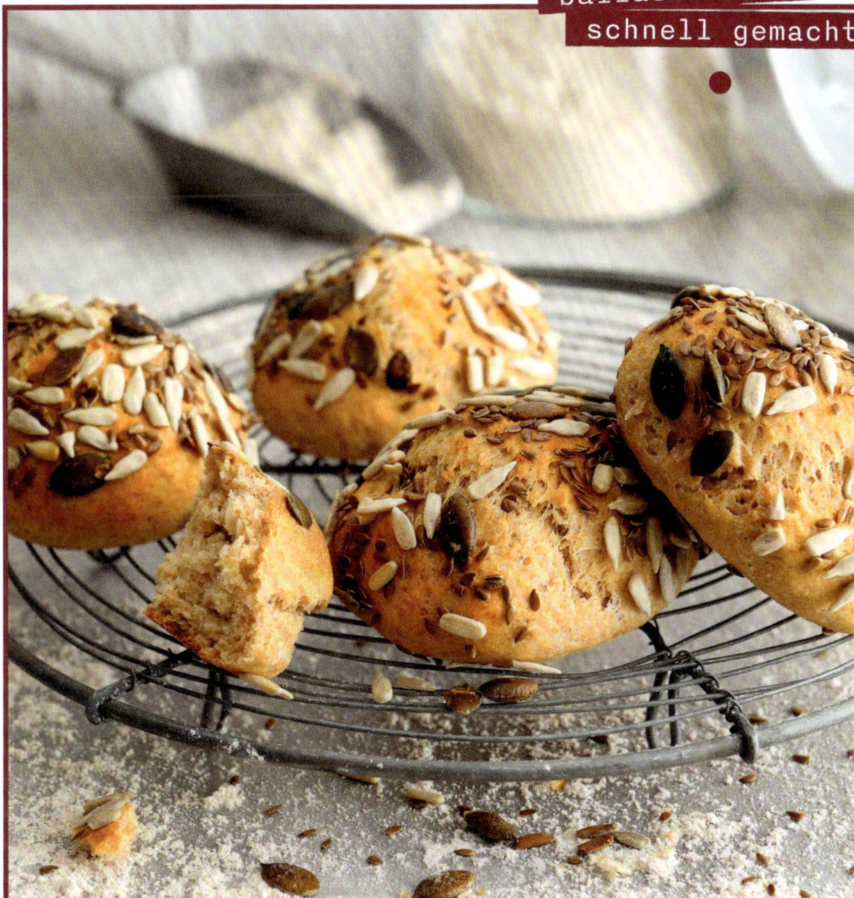

TIPP:

Wer gern süß frühstückt, bestreicht die Brötchen mit Quark oder Frischkäse, belegt sie mit Obstspalten nach Wahl und träufelt eventuell noch etwas Honig darüber. Herzhafte Frühstücker genießen die Brötchen mit Kräuterfrischkäse und garnieren sie mit Radieschen- oder Gurkenscheiben und Paprikastreifen.

Avocado-Smoothie mit Roter Bete

Für 2 Gläser (à ca. 250 ml)
Zubereitung: 20 Minuten

20 g Ingwer
½ reife Avocado (ca. 100 g)
50 g Rote Bete (mit Grün)
½ reife Birne
75 g Heidelbeeren
2 EL Zitronensaft
1 TL kalt gepresstes Mandel- oder Walnussöl
¼ l ungesüßter Mandeldrink
2 Minzeblätter
2 kleine Holzspieße

Pro Portion: ca. 150 kcal, 2 g EW, 9 g F, 10 g KH

1. Den Ingwer schälen und grob würfeln. Die Avocado eventuell noch entkernen, dann das Fruchtfleisch aus der Schale lösen. Die Rote Bete schälen und in Würfel schneiden (Achtung, sie färbt stark ab!), dabei 2 schöne Rote-Bete-Blätter zum Garnieren beiseitelegen. Die Birnenhälfte waschen und halbieren, das Kerngehäuse belassen, Stiel- und Blütenansatz entfernen. Die Heidelbeeren verlesen, waschen und trocken tupfen.

2. Von den Heidelbeeren 4 schöne Exemplare zum Garnieren beiseitelegen. Die restlichen Heidelbeeren mit Ingwer, Avocado, Roter Bete, Birne und Zitronensaft in einen leistungsstarken Standmixer geben. Das Öl und den Mandeldrink hinzufügen.

3. Den Mixer erst kurz auf kleiner Stufe starten, dann alles auf höchster Stufe cremig pürieren. Konsistenz und Geschmack prüfen. Bei Bedarf noch etwas Wasser untermixen.

4. Den Smoothie auf Gläser verteilen. Jeweils 2 beiseitegelegte Heidelbeeren mit 1 Minzeblatt auf 1 Holzspieß stecken und quer über den Glasrand legen. Mit jeweils 1 Rote-Bete-Blatt garnieren.

antientzündlich

vegan

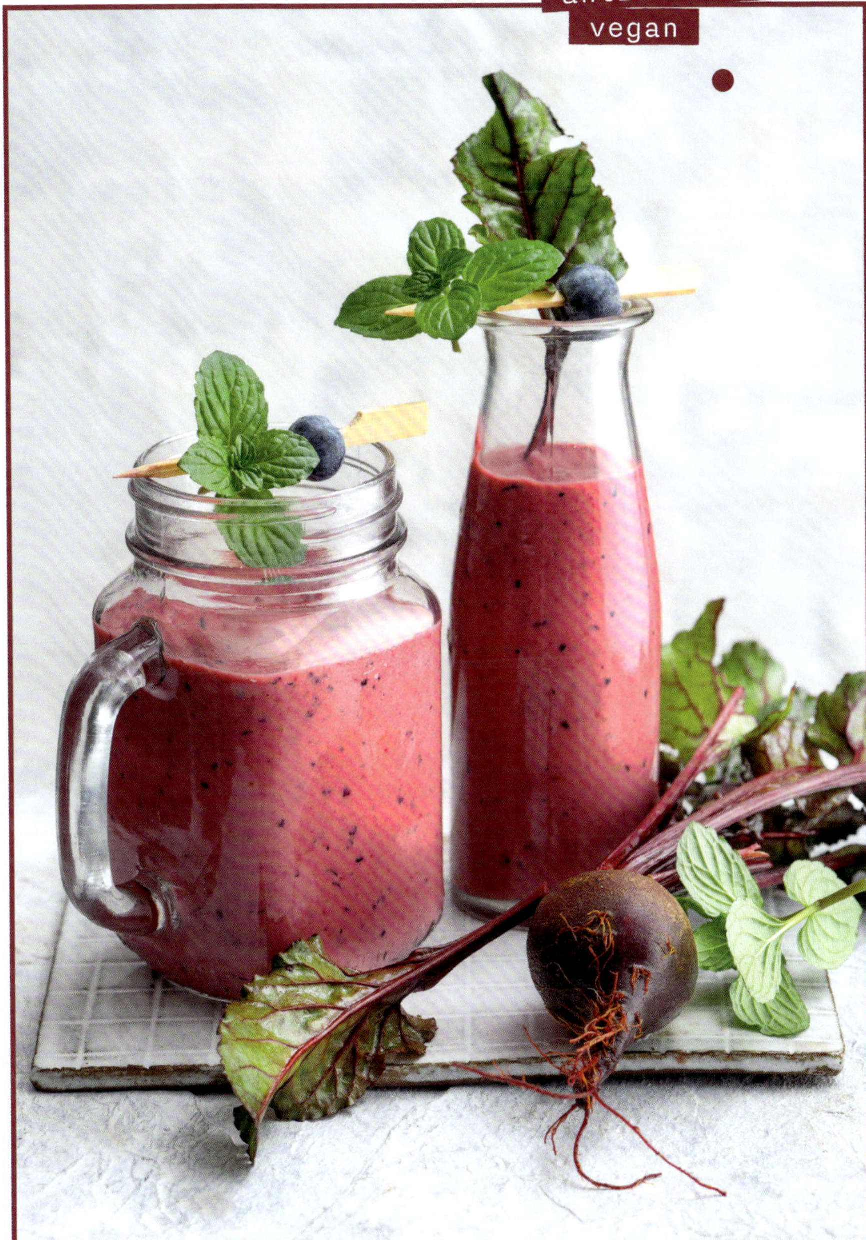

Omelett mit Gurken-Lachs-Topping

Für 2 Personen
Zubereitung: 20 Minuten

½ Bund Schnittlauch
4 Eier (Größe M)
50 ml Milch (3,5 % Fett)
Salz, Pfeffer aus der Mühle
2 EL Rapsöl
½ Salatgurke
2 Frühlingszwiebeln
100 g geräucherter Lachs
2 EL kalt gepresstes Leinöl

Pro Portion: ca. 565 kcal,
26 g EW, 48 g F, 6 g KH

1. Den Schnittlauch waschen, trocken tupfen und in feine Röllchen schneiden. Die Eier in einen hohen Rührbecher aufschlagen. Milch, Schnittlauch, wenig Salz und Pfeffer dazugeben und alles mit einem Schneebesen gründlich verquirlen.

2. Das Rapsöl in einer beschichteten Pfanne bei mittlerer Hitze erwärmen. Den Eier-Mix in die Pfanne gießen und darin bei mittlerer Hitze etwa 6 Minuten stocken lassen. Danach das Omelett in der Pfanne vierteln, die Viertel wenden und bei schwacher Hitze noch etwa 4 Minuten braten.

3. Inzwischen die Gurke putzen, schälen und in etwa ½ cm große Würfel schneiden. Die Frühlingszwiebeln putzen, waschen und in dünne Ringe schneiden. Den Lachs klein würfeln. Gurke, Frühlingszwiebeln, Lachs und Leinöl in einer Schüssel mischen und mit wenig Salz und Pfeffer abschmecken.

4. Jeweils 2 Omelett-Viertel auf einem Teller anrichten und das Gurken-Lachs-Topping darauf verteilen.

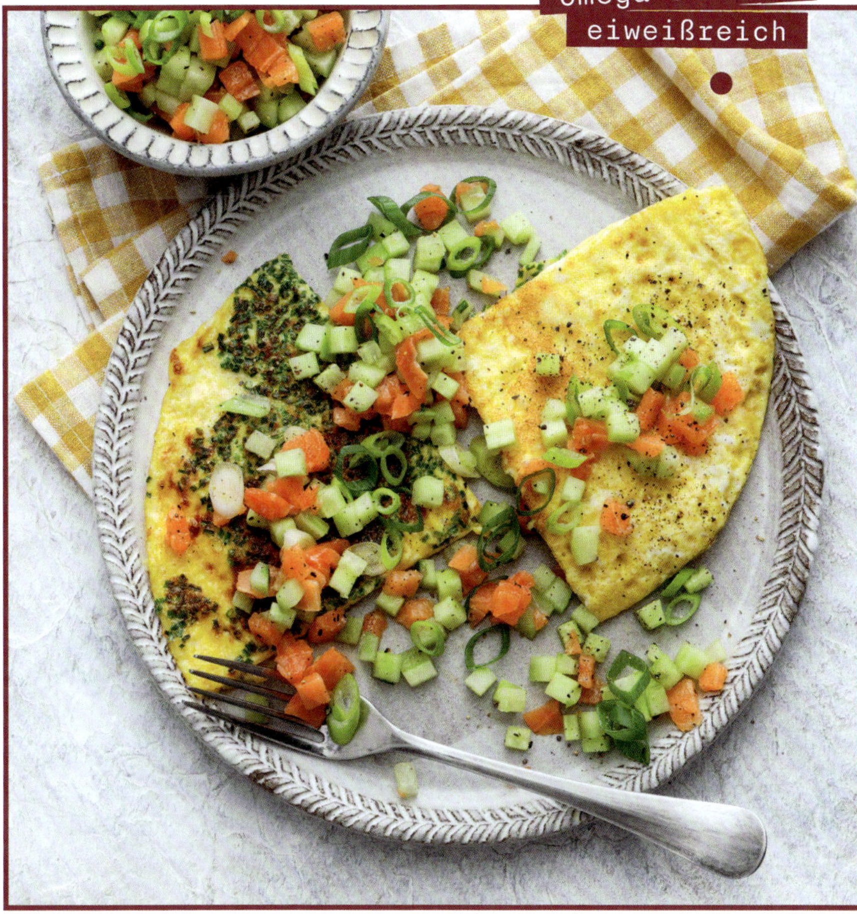

TIPP:

Lange standen Eier im Verdacht, den Cholesterinspiegel und damit das Risiko für Gefäßerkrankungen wie Arteriosklerose zu erhöhen. Diese Annahme ist wissenschaftlich jedoch längst widerlegt. Fest steht: Eier liefern uns wichtige Vitamine und hochwertiges Eiweiß. Daher können Sie ruhig guten Gewissens 3 Eier pro Woche genießen.

Zoodles-Pasta mit Schmortomaten

Für 2 Personen
Zubereitung: 25 Minuten

100 g Vollkorn-Spaghetti
Salz
400 g Zucchini
250 g Cocktailtomaten
2 Knoblauchzehen
2 Zweige Rosmarin
4 EL Olivenöl
Pfeffer aus der Mühle
1 Handvoll Basilikumblätter
30 g Parmesan oder Montello (ohne tierisches Lab)

Pro Portion: ca. 550 kcal, 16 g EW, 34 g F, 41 g KH

1. Die Spaghetti in reichlich kochendem Salzwasser nach Packungsanweisung bissfest garen. In ein Sieb abgießen und abtropfen lassen, dabei 1 Tasse Nudelkochwasser auffangen.

2. Inzwischen die Zucchini putzen, waschen und mit dem Spiralschneider oder mit einem Sparschäler in dünne Streifen (Zoodles) schneiden. Die Tomaten waschen. Knoblauch schälen und in dünne Scheiben schneiden. Rosmarin waschen, trocken tupfen, die Nadeln abzupfen und nach Belieben grob hacken.

3. Das Öl in einer Pfanne erhitzen und die Tomaten darin anbraten, bis sie aufplatzen. Knoblauch und Rosmarin dazugeben und kurz mitbraten. Salzen und pfeffern. Den Tomaten-Mix herausnehmen und warm halten.

4. Anschließend die Zoodles in der noch heißen Pfanne 2 bis 3 Minuten andünsten. Die Spaghetti und 1 Schuss Nudelkochwasser zu den Zucchinistreifen geben. Alles leicht salzen und pfeffern.

5. Das Basilikum waschen und trocken tupfen. Den Parmesan oder Montello mit dem Sparschäler in Späne hobeln. Zucchini-Spaghetti-Mix auf Teller verteilen und die Tomaten daraufsetzen. Mit Basilikum und Käse bestreuen.

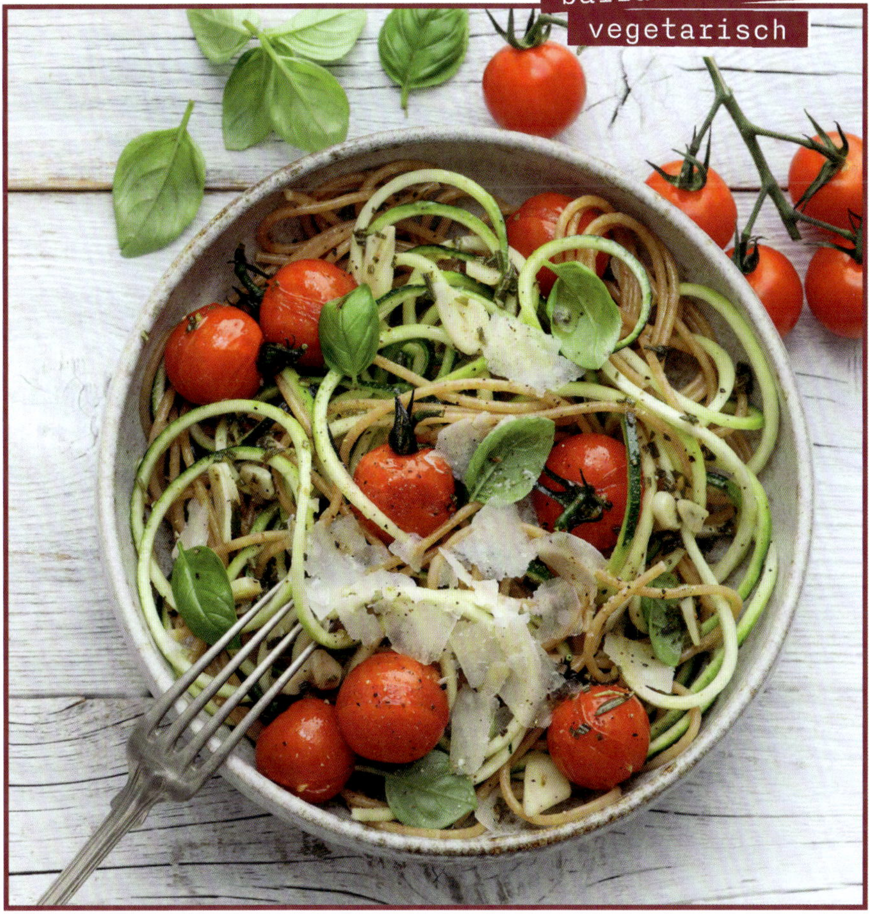

TIPP:

Egal ob Nudeln, Brot, Frühstücksflocken oder Reis: Verwenden Sie möglichst die ballaststoffreichere Vollkornvariante. Vollkornprodukte können nachweislich das Risiko für Bluthochdruck reduzieren. Die Empfehlung lautet, möglichst 30 Gramm Ballaststoffe pro Tag zu verzehren. Auch Gemüse, Obst und Hülsenfrüchte sind Top-Lieferanten.

Veganes Linsen-Dal

Für 2 Personen
Zubereitung: 20 Minuten
Garen: 35 Minuten

40 g Ingwer
1 Zwiebel
2 Knoblauchzehen
2 EL Rapsöl
100 g rote Linsen
150 g tiefgekühlter Grünkohl
1 EL Garam Masala
500 g stückige Tomaten
(aus Glas oder Dose)
250 g Kokosmilch
Salz, Pfeffer aus der Mühle
2 EL Limettensaft

Pro Portion: ca. 645 kcal,
23 g EW, 40 g F, 46 g KH

1. Ingwer, Zwiebel und Knoblauch schälen und fein würfeln. Alles in einer Pfanne im Öl anbraten. Linsen und tiefgekühlten Grünkohl dazugeben und etwa 5 Minuten mitgaren. Danach Garam Masala hinzufügen und kurz mitrösten.

2. Alles mit stückigen Tomaten, 150 ml Wasser und Kokosmilch ablöschen und einmal kurz aufkochen. Dann mit geschlossenem Deckel bei schwacher Hitze 25 bis 35 Minuten köcheln lassen, bis Linsen und Grünkohl gar sind.

3. Das Dal mit wenig Salz, Pfeffer und Limettensaft abschmecken und zum Servieren auf Schalen verteilen.

4. Wer mag, serviert noch Naan-Brot dazu: Für 4 Stück 200 g Dinkelmehl (Type 1050), 75 ml lauwarmes Wasser, 15 g frische Hefe, ½ TL Zucker, ½ TL Backpulver, 75 g Joghurt (3,8 % Fett), ½ TL Salz und 1 EL Rapsöl glatt verkneten. Den Teig abgedeckt gut 1 Stunde gehen lassen. Danach zu 4 Fladen ausrollen und in einer Pfanne ohne Fett nacheinander bei mittlerer Hitze auf jeder Seite 2 bis 3 Minuten backen, bis die Fladen Blasen werfen. Die Naan-Brote nach Belieben mit einem Mix aus Rapsöl, Schwarzkümmel und gehackter Petersilie bestreichen.

gefäßerweiternd
proteinreich

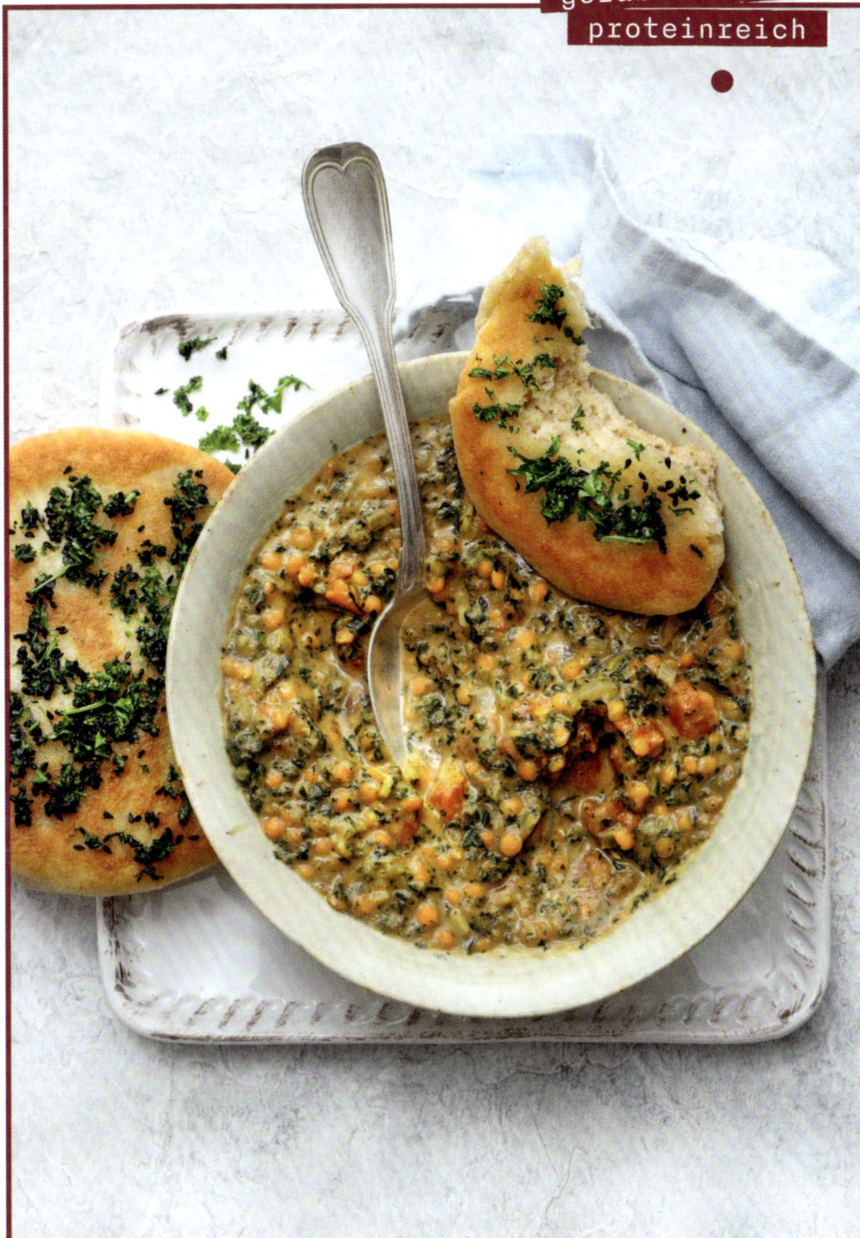

Paprika-Reis-Pfanne mit Feta

Für 2 Personen
Zubereitung: 15 Minuten
Garen: 30 Minuten

1 Zwiebel
1 Knoblauchzehe
je 1 rote und gelbe Paprikaschote
100 g Naturreis
2 EL Olivenöl
400 ml Tomatensaft
1 TL edelsüßes Paprikapulver
1 TL getr. Oregano
1 TL getr. Thymian
Salz, Pfeffer aus der Mühle
60 g Feta (Schafskäse)

Pro Portion: ca. 485 kcal,
13 g EW, 23 g F, 53 g KH

1. Zwiebel und Knoblauch schälen und fein würfeln. Die Paprikaschoten längs halbieren, putzen, waschen und in etwa 1 cm große Würfel schneiden. Den Reis in ein Sieb geben und abbrausen.

2. Das Öl in einer großen Pfanne erhitzen und Zwiebel- und Knoblauchwürfel darin andünsten. Reis und Paprikawürfel dazugeben und bei mittlerer Hitze ebenfalls 2 bis 3 Minuten mitdünsten.

3. Danach den Tomatensaft angießen, alles zum Kochen bringen und mit geschlossenem Deckel bei schwacher Hitze 25 bis 30 Minuten köcheln lassen, bis der Reis gar ist. Dabei immer wieder umrühren.

4. Die Reispfanne mit Paprikapulver, Oregano, Thymian, wenig Salz und Pfeffer abschmecken und auf der ausgeschalteten Herdplatte mit geschlossenem Deckel noch 5 Minuten ruhen lassen. Die Reispfanne auf Tellern anrichten und den Feta darüberbröckeln.

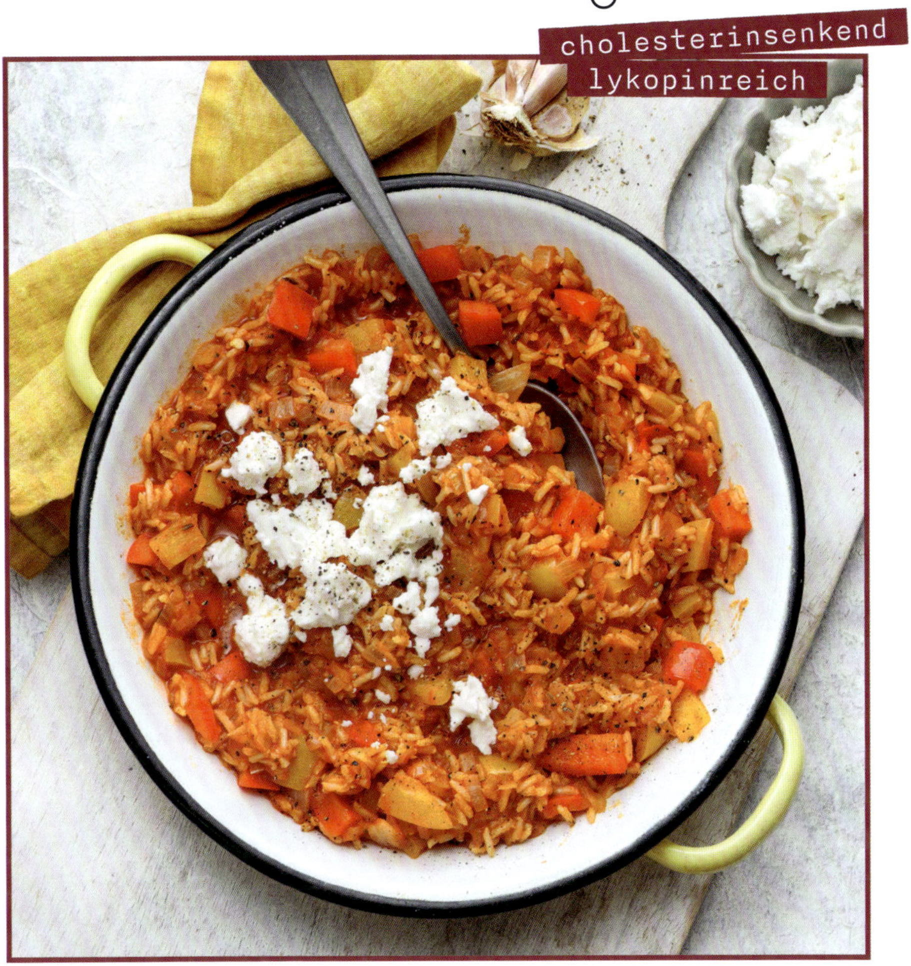

TIPP:

Rote und gelbe Paprikaschoten sorgen nicht nur für Farbe auf dem Teller, sie haben auch in Sachen Gefäßgesundheit einiges zu bieten. Sie enthalten reichlich Karotinoide, die die Oxidation von LDL-Cholesterin reduzieren und so die Arterien vor Verkalkung schützen. Die orangeroten Farbstoffe finden sich auch in Möhren, Kürbis, Aprikosen oder Grapefruits.

Vollkorn-Pasta mit Auberginen-Sugo

Für 2 Personen
Zubereitung: 30 Minuten

2 kleine Auberginen (ca. 350 g)
1 Zwiebel
2 Knoblauchzehen
3 EL Olivenöl
Salz, Pfeffer aus der Mühle
1 EL Tomatenmark
400 g stückige Tomaten
(aus Glas oder Dose)
2 TL getr. Oregano
200 g Vollkorn-Penne

Pro Portion: ca. 635 kcal,
18 g EW, 24 g F, 81 g KH

1. Die Auberginen putzen, waschen und etwa 2 cm groß würfeln. Zwiebel und Knoblauch schälen und fein würfeln. 2 EL Öl in einer beschichteten Pfanne erhitzen und die Auberginen darin bei mittlerer Hitze 8 bis 10 Minuten hellbraun anbraten. Herausnehmen, leicht salzen und pfeffern.

2. Das übrige Öl (1 EL) in der Pfanne erhitzen und Zwiebel und Knoblauch darin andünsten. Tomatenmark und Chili nach Belieben dazugeben und etwa 1 Minute mitbraten. Die stückigen Tomaten, Oregano und Auberginen hinzufügen. Alles aufkochen, leicht salzen und pfeffern und mit geschlossenem Deckel bei schwacher Hitze 15 Minuten köcheln lassen.

3. Inzwischen die Penne in reichlich kochendem Salzwasser nach Packungsanweisung bissfest garen. Die Nudeln in ein Sieb abgießen und kurz abtropfen lassen, dabei 1 Tasse Nudelkochwasser auffangen.

4. Die Penne zum Sugo geben und gut untermischen. Falls die Pasta zu trocken ist, noch etwas Nudelkochwasser dazugeben. Die Nudeln nochmals mit wenig Salz, Pfeffer und eventuell Chiliflocken abschmecken, auf tiefe Teller verteilen und nach Belieben mit Basilikumblättern garnieren.

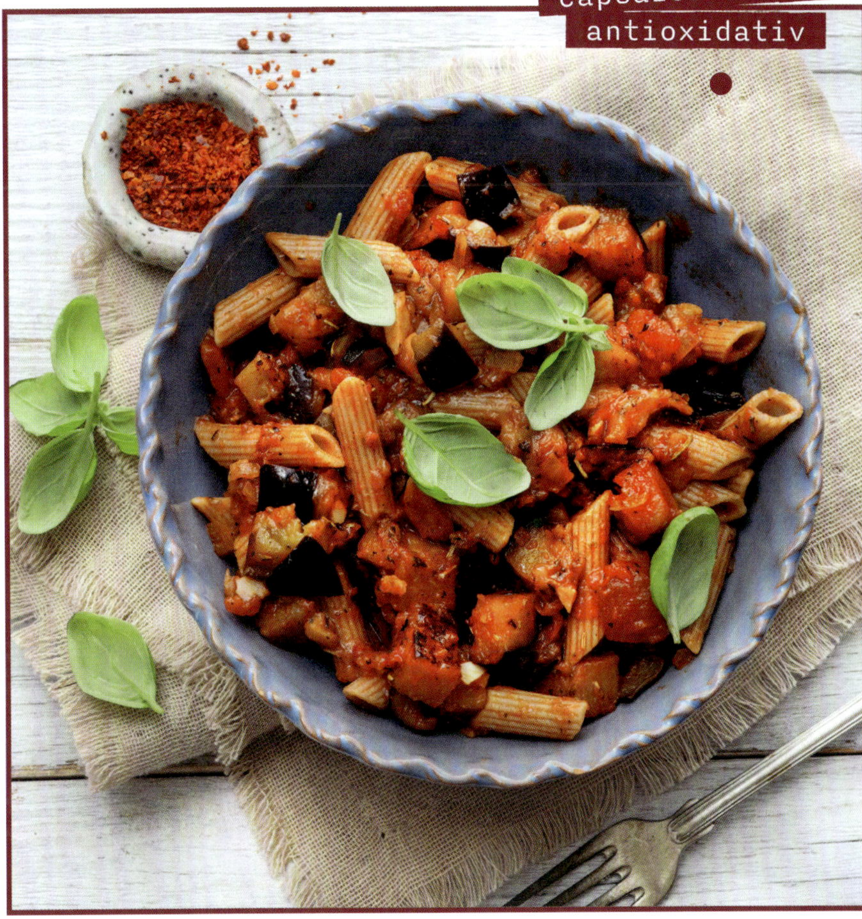

TIPP:

Ebenso wie die frischen Schoten enthalten auch Chiliflocken den Scharfmacher Capsaicin, der das Immunsystem pusht und entzündungshemmend wirkt. Außerdem erweitert Capsaicin die Gefäße. Studien konnten zeigen, dass in Teilen Chinas, in denen traditionell viel mit Chili gewürzt wird, nur etwa 10 bis 14 Prozent der Menschen zu Bluthochdruck neigen.

Gemüse-Bohnen-Topf à la Provence

Für 2 Personen
Zubereitung: 35 Minuten

1 kleine Zwiebel
1 Knoblauchzehe
1 Möhre
1 Stange Staudensellerie
(ca. 100 g)
150 g Spitzkohl
1 rote Peperonischote
2 EL Olivenöl
2 TL Tomatenmark
Salz, Pfeffer aus der Mühle
1 TL getr. Kräuter der Provence
400 ml Gemüsebrühe
125 g weiße Bohnen
(aus Glas oder Dose)
300 g Tomaten
4 Stiele Petersilie
1 EL kalt gepresstes Walnussöl

Pro Portion: ca. 345 kcal,
10 g EW, 23 g F, 22 g KH

1. Zwiebel und Knoblauch schälen und fein würfeln. Möhre putzen und schälen, Staudensellerie putzen und waschen, beides in dünne Scheiben schneiden. Den Spitzkohl putzen, waschen und in dünne Streifen schneiden. Die Peperoni längs halbieren, entkernen, waschen und quer in feine Streifen schneiden.

2. Die Zwiebel und den Knoblauch in einem Topf in 1 EL Olivenöl andünsten. Möhre, Sellerie, Spitzkohl und Peperoni dazugeben und etwa 2 Minuten andünsten. Das Tomatenmark unterrühren und kurz mitrösten, alles mit wenig Salz, Pfeffer und Kräutern der Provence würzen. Brühe angießen, alles einmal kurz aufkochen und dann mit geschlossenem Deckel bei mittlerer Hitze etwa 10 Minuten garen.

3. Inzwischen die Bohnen in einem Sieb abbrausen und abtropfen lassen. Die Tomaten waschen und klein würfeln, dabei die Stielansätze entfernen. Bohnen und Tomaten zum Eintopf geben und etwa 5 Minuten mitgaren.

4. Petersilie waschen, trocken tupfen, Blätter abzupfen und fein hacken. Mit übrigem Olivenöl (1 EL) und Walnussöl mischen, leicht salzen und pfeffern. Die Suppe nochmals abschmecken, in Schalen oder tiefen Tellern anrichten und mit Petersilienöl beträufeln.

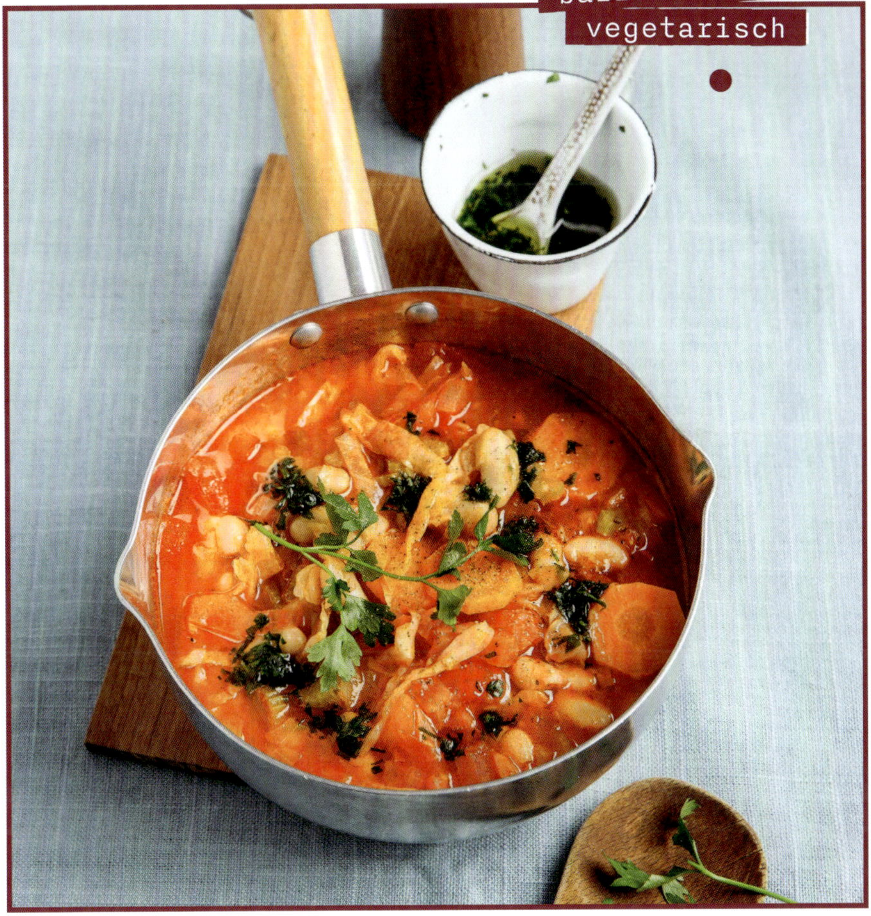

TIPP:

Schon eine halbe Tasse Bohnen (roh ca. 30 g; gegart ca. 60 g) am Tag verbessert den Cholesterinspiegel. Die Antioxidantien in den Hülsenfrüchten wirken im Körper gegen freie Radikale, die dann keine Chance haben, die Gefäße zu schädigen. Ein niedriger Cholesterinspiegel und gesunde Blutgefäße sind wichtige Faktoren, um Bluthochdruck entgegenzuwirken.

Veganes Gemüsecurry mit Quinoa

Für 2 Personen
Zubereitung: 35 Minuten

1 kleiner Romanesco
(ca. 350 g geputzt)
1 rote Paprikaschote
100 g Zuckerschoten
150 g Champignons
40 g Ingwer
1 Knoblauchzehe
100 g Quinoa
1 EL Rapsöl
2 EL Currypaste
(Farbe nach Belieben)
400 g Kokosmilch
½ Limette
Salz
1 TL Rohrohrzucker

Pro Portion: ca. 740 kcal,
18 g EW, 48 g F, 54 g KH

1. Den Romanesco putzen, waschen und in Röschen teilen. Paprika längs halbieren, entkernen, waschen und in Streifen schneiden. Zuckerschoten putzen, waschen und schräg halbieren. Pilze putzen, falls nötig, trocken abreiben und halbieren oder vierteln. Ingwer und Knoblauch schälen und fein reiben.

2. Die Quinoa in einem Sieb abbrausen und in einem Topf in 200 ml Wasser zum Kochen bringen. Dann mit geschlossenem Deckel bei schwacher Hitze 15 bis 20 Minuten garen.

3. Währenddessen Gemüse, Ingwer und Knoblauch in einer Pfanne oder einem Wok im Öl etwa 2 Minuten anbraten. Die Currypaste dazugeben und etwa 1 Minute mitbraten. Die Kokosmilch angießen, das Curry einmal kurz aufkochen und danach mit geschlossenem Deckel bei schwacher Hitze 8 bis 12 Minuten köcheln lassen, bis das Gemüse bissfest ist.

4. Die Limettenhälfte auspressen und das Curry mit wenig Salz, Zucker und Limettensaft abschmecken. Nach Belieben 2 Stiele Koriandergrün waschen, trocken tupfen und samt Stielen fein hacken. Die Quinoa im Topf mit einer Gabel auflockern und mit dem Curry auf Tellern anrichten. Nach Belieben mit dem Koriandergrün bestreuen.

gefäßerweiternd
antientzündlich

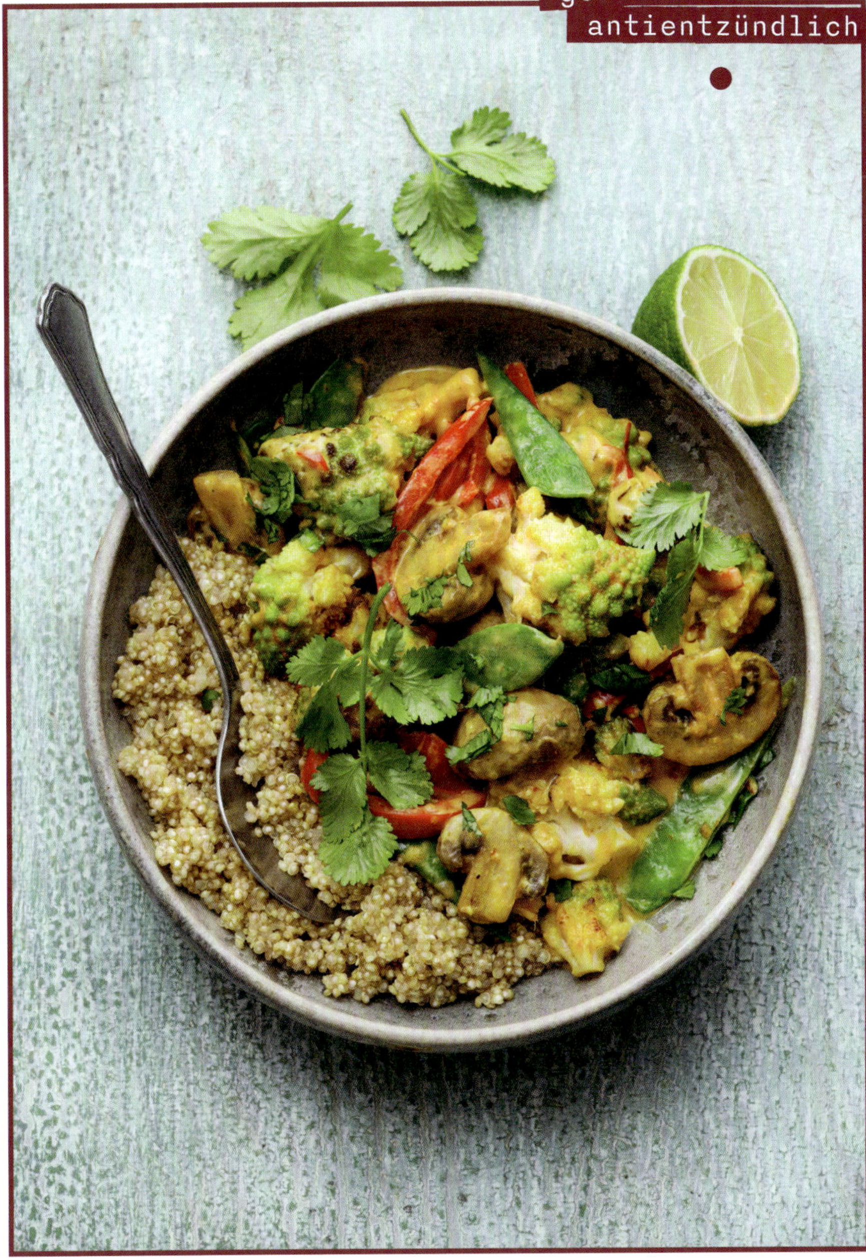

Dinkel-Bowl mit Ofengemüse

Für 2 Personen
Zubereitung: 35 Minuten

2 Möhren
1 rote Zwiebel
200 g Champignons
1 kleine Zucchini (ca. 200 g)
4 EL Olivenöl
Salz
100 g Kichererbsen
(aus Glas oder Dose)
¼ TL gemahlener Kreuzkümmel
80 g Dinkel-wie-Reis
½ Bio-Zitrone
1 EL Ahornsirup
½ TL getr. Rosmarin
Pfeffer aus der Mühle
1 Handvoll Rucola

Pro Portion: ca. 565 kcal,
14 g EW, 31 g F, 52 g KH

1. Den Backofen auf 200 °C (Umluft) vorheizen. Ein Backblech mit Backpapier belegen. Möhren putzen, schälen und quer in Scheiben schneiden. Zwiebel schälen und in Spalten schneiden. Pilze putzen, falls nötig, trocken abreiben und halbieren. Zucchini putzen, waschen, längs halbieren und quer in etwa 1 cm dicke Scheiben schneiden. Alles mit 1½ EL Öl und wenig Salz mischen. Auf dem Blech verteilen, dabei einen schmalen Streifen frei lassen. Die Kichererbsen mit ½ EL Öl, wenig Salz und Kreuzkümmel mischen und auf dem freien Streifen verteilen. Alles im Ofen auf der mittleren Schiene etwa 35 Minuten garen.

2. Inzwischen den Dinkel in Salzwasser nach Packungsanweisung bissfest garen, in ein Sieb abgießen und abtropfen lassen. Für das Dressing die Zitrone heiß waschen, abtrocknen und die Schale fein abreiben, die Zitronenhälfte auspressen. Zitronenschale und -saft mit dem restlichen Öl (2 EL), Ahornsirup, Rosmarin, Salz und Pfeffer in einer Tasse verquirlen. Den Rucola verlesen, waschen und trocken schleudern, dabei grobe Stiele entfernen.

3. Den Dinkel auf Schalen (Bowls) verteilen. Gemüse und Kichererbsen aus dem Ofen nehmen und daraufsetzen. Zuletzt mit Rucola bestreuen und mit dem Dressing beträufeln.

ballaststoffreich
vegan

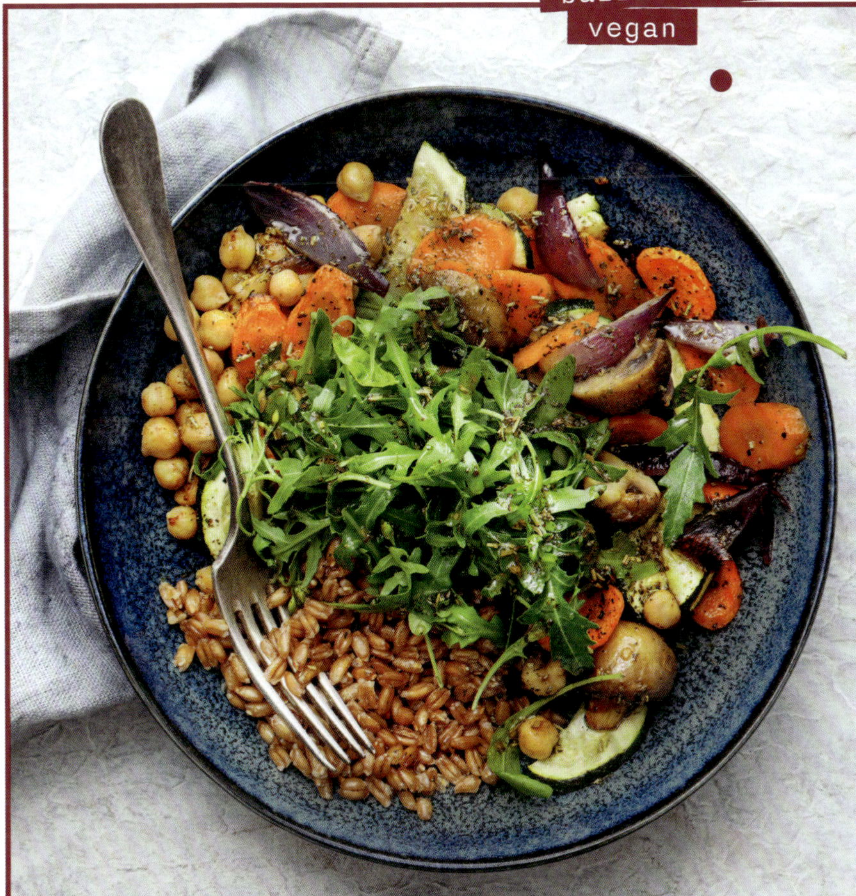

TIPP:

Die Bowl versorgt uns mit Ballaststoffen aus Dinkelkörnern und Gemüse. Wer eine Extraportion Eiweiß für den veganen Sattmacher wünscht, kann noch zusätzlich etwa 200 g knusprig gebratene Tofuwürfel auf den Bowls anrichten. Genauso passen 150 g gebratene Halloumi- oder Ziegenkäsescheiben – dann ist das Gericht allerdings nicht mehr vegan.

Ofenlachs mit Gorgonzola-Spinat

Für 2 Personen
Zubereitung: 40 Minuten

300 g Kartoffeln
2 EL Olivenöl
Salz
2 Lachsfilets
(à ca. 125 g; mit Haut)
Pfeffer aus der Mühle
500 g Blattspinat
1 kleine Zwiebel
1 Knoblauchzehe
50 g Gorgonzola
frisch geriebene Muskatnuss

Pro Portion: ca. 645 kcal,
41 g EW, 39 g F, 27 g KH

1. Den Backofen auf 200 °C (Ober-/Unterhitze) vorheizen. Kartoffeln mit der Gemüsebürste gründlich waschen, nach Belieben schälen und vierteln oder achteln. Auf einem Backblech mit 1 EL Öl und wenig Salz mischen. Im Ofen auf der mittleren Schiene 30 bis 35 Minuten backen, bis sie gar und leicht gebräunt sind.

2. Inzwischen den Fisch waschen, trocken tupfen, leicht salzen und pfeffern. Etwa 20 Minuten vor Ende der Backzeit den Fisch mit der Hautseite nach oben zu den Kartoffeln auf das Blech legen und mitgaren.

3. Währenddessen den Spinat verlesen, waschen und trocken schleudern, dabei grobe Stiele entfernen. Spinatblätter grob hacken. Zwiebel und Knoblauch schälen und fein würfeln. Den Gorgonzola ebenfalls würfeln.

4. Zwiebel und Knoblauch in einem Topf im übrigen Öl (1 EL) andünsten. Den Spinat dazugeben und mit geschlossenem Deckel bei starker Hitze zusammenfallen lassen. Gorgonzola hinzufügen und bei schwacher Hitze zerlassen. Mit wenig Salz, Pfeffer und Muskat würzen.

5. Die Kartoffelspalten und den Lachs aus dem Ofen nehmen und mit dem Spinat auf Tellern anrichten.

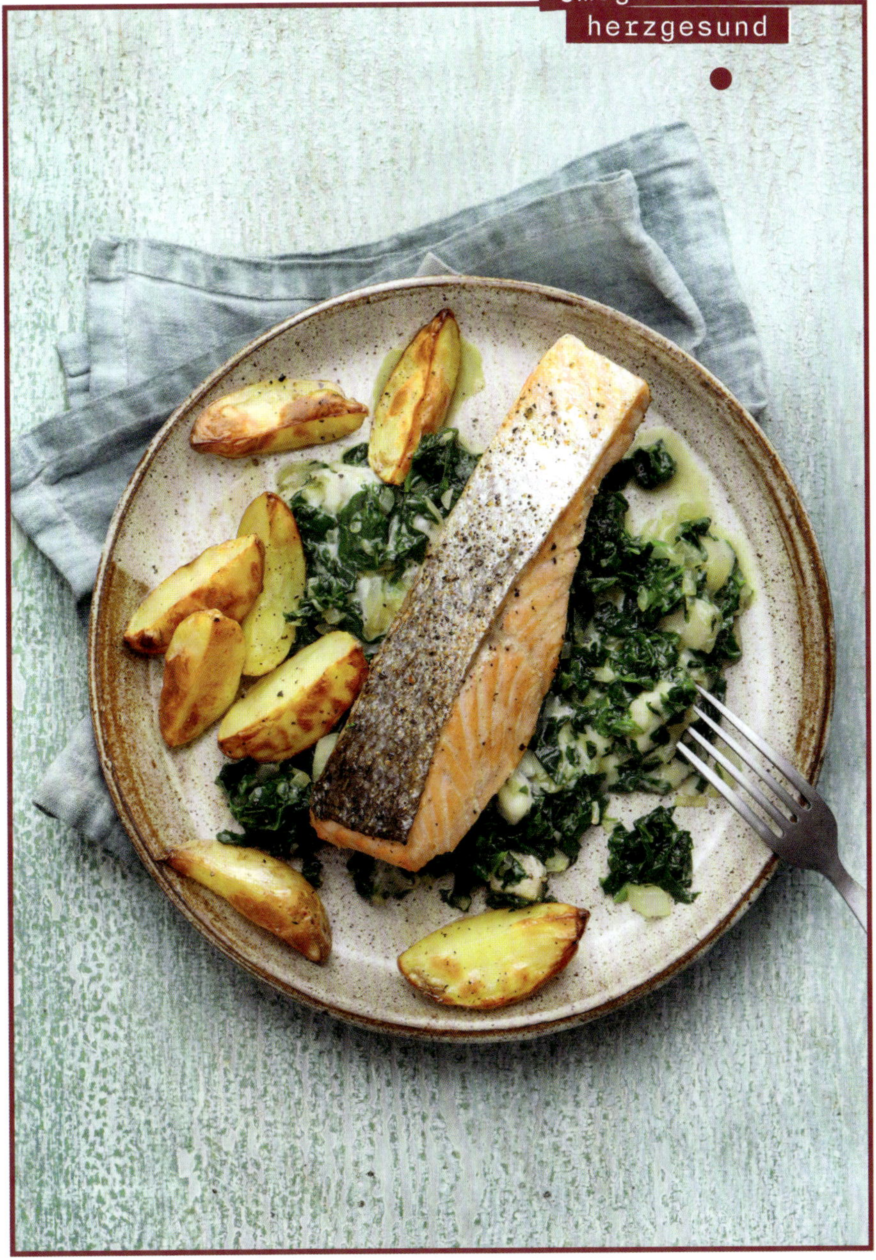

Omega-3-reich
herzgesund

Sesamforelle mit Lauchkartoffeln

Für 2 Personen
Zubereitung: 45 Minuten

250 g Lauch
300 g festkochende Kartoffeln
1 EL Rapsöl
200 ml Gemüsebrühe
400 g Forellenfilets (mit Haut)
Salz, Pfeffer aus der Mühle
100 g helle Sesamsamen
2 EL Mehl
1 Ei (Größe M)
2 EL Butterschmalz
100 g Frischkäse (Halbfettstufe)
frisch geriebene Muskatnuss

Pro Portion: ca. 880 kcal,
65 g EW, 48 g F, 41 g KH

1. Den Lauch putzen, längs halbieren und gründlich waschen, dann die Hälften in etwa 3 cm breite Stücke schneiden. Die Kartoffeln schälen, waschen und in mittelgroße Stücke schneiden. Das Öl in einem Topf erhitzen und Lauch und Kartoffeln darin 1 bis 2 Minuten unter Wenden anbraten. Mit der Brühe ablöschen und alles mit geschlossenem Deckel etwa 15 Minuten garen.

2. Inzwischen den Fisch waschen, trocken tupfen und mit wenig Salz und Pfeffer würzen. Sesam und Mehl jeweils in tiefe Teller geben. Das Ei in einem weiteren tiefen Teller verquirlen. Den Fisch erst im Mehl wenden, danach durch das verquirlte Ei ziehen und zuletzt im Sesam panieren. Die Panade gut andrücken.

3. In einer Pfanne das Butterschmalz erhitzen und den Fisch darin bei mittlerer Hitze auf jeder Seite je nach Dicke 2 bis 3 Minuten braten. (Vorsicht, sonst verbrennen die Samen!)

4. Den Frischkäse unter die Lauchkartoffeln rühren und alles mit Muskatnuss und Pfeffer würzen. Auf Teller verteilen und den Fisch daraufsetzen.

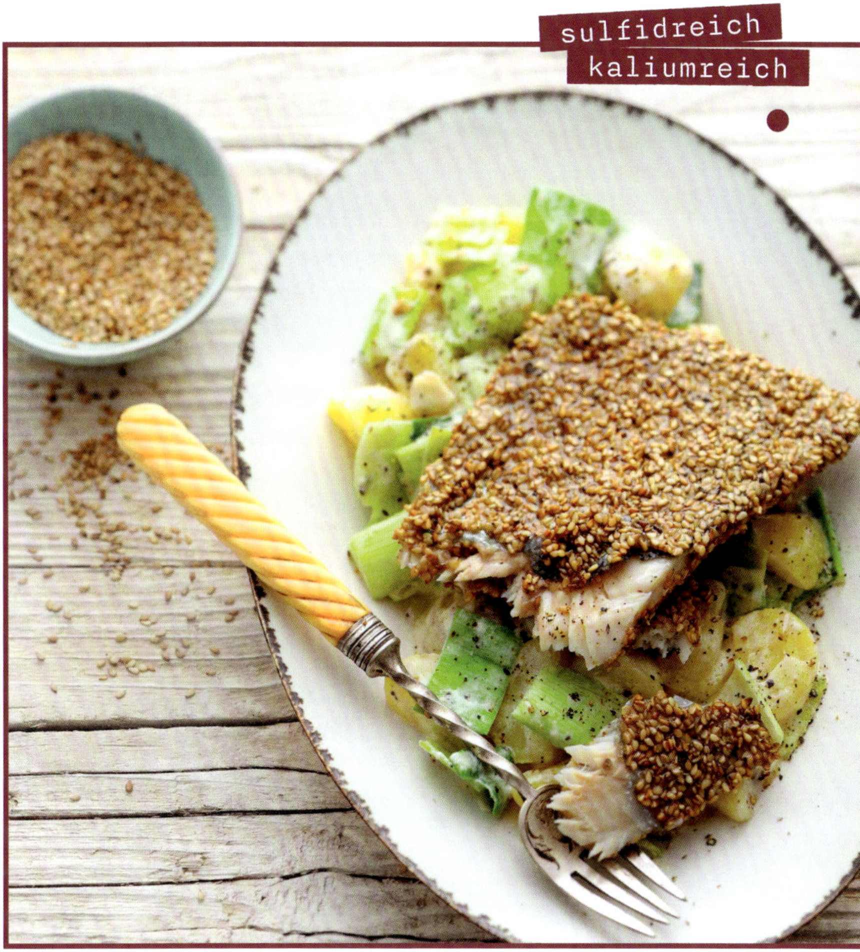

TIPP:

Lauch, den manche auch als Poree kennen, gehört zur Familie der Zwiebelgewächse und punktet – wie all seine Verwandten – mit gesunden Sulfiden. Diese sekundären Pflanzenstoffe wirken blutdrucksenkend und antithrombotisch. Außerdem enthält Lauch den Ballaststoff Inulin, der positiv auf die Blutfettwerte wirkt und die Verdauung fördert.

Fischküchlein mit Gemüse und Dip

Für 2 Personen
Zubereitung: 40 Minuten

4 Stiele Petersilie
1 Zwiebel
2 EL Rapsöl
400 g Rotbarschfilet
1 Ei (Größe S)
6 EL Vollkornbrotbrösel
Salz, Pfeffer aus der Mühle
1 Möhre
1 kleiner Kohlrabi
100 g Zuckerschoten
100 ml Gemüsebrühe
150 g Magerquark
2 EL kalt gepresstes Leinöl
1 TL mittelscharfer Senf

Pro Portion: ca. 780 kcal,
59 g EW, 41 g F, 40 g KH

1. Die Petersilie waschen, trocken tupfen, Blätter abzupfen und fein hacken. Zwiebel schälen, fein würfeln und die Hälfte in einer Pfanne in 1 EL Olivenöl andünsten. Petersilie dazugeben und kurz mitdünsten, vom Herd nehmen. Den Fisch waschen, trocken tupfen, etwa 3 cm groß würfeln und im Blitzhacker zerkleinern. Dann mit Petersilien-Zwiebel-Mix, Ei, Brotbröseln, wenig Salz und Pfeffer in einer Schüssel mit den Händen verkneten und die Masse etwa 10 Minuten ruhen lassen.

2. Inzwischen die Möhre putzen, schälen und quer in Scheiben schneiden. Kohlrabi putzen, schälen und etwa 1 cm groß würfeln. Zuckerschoten putzen, waschen und quer halbieren. Gemüse und restliche Zwiebel in einem Topf in der Brühe erhitzen und mit geschlossenem Deckel bei mittlerer Hitze 10 bis 15 Minuten bissfest dünsten. Leicht salzen und pfeffern.

3. Aus der Fischmasse mit angefeuchteten Händen 4 Frikadellen formen und in einer beschichteten Pfanne im übrigen Öl (1 EL) bei mittlerer bis starker Hitze auf jeder Seite etwa 4 Minuten goldbraun braten.

4. Für den Dip Quark, Leinöl und Senf verrühren, mit wenig Salz und Pfeffer würzen. Die Fischküchlein mit Gemüse und Dip anrichten.

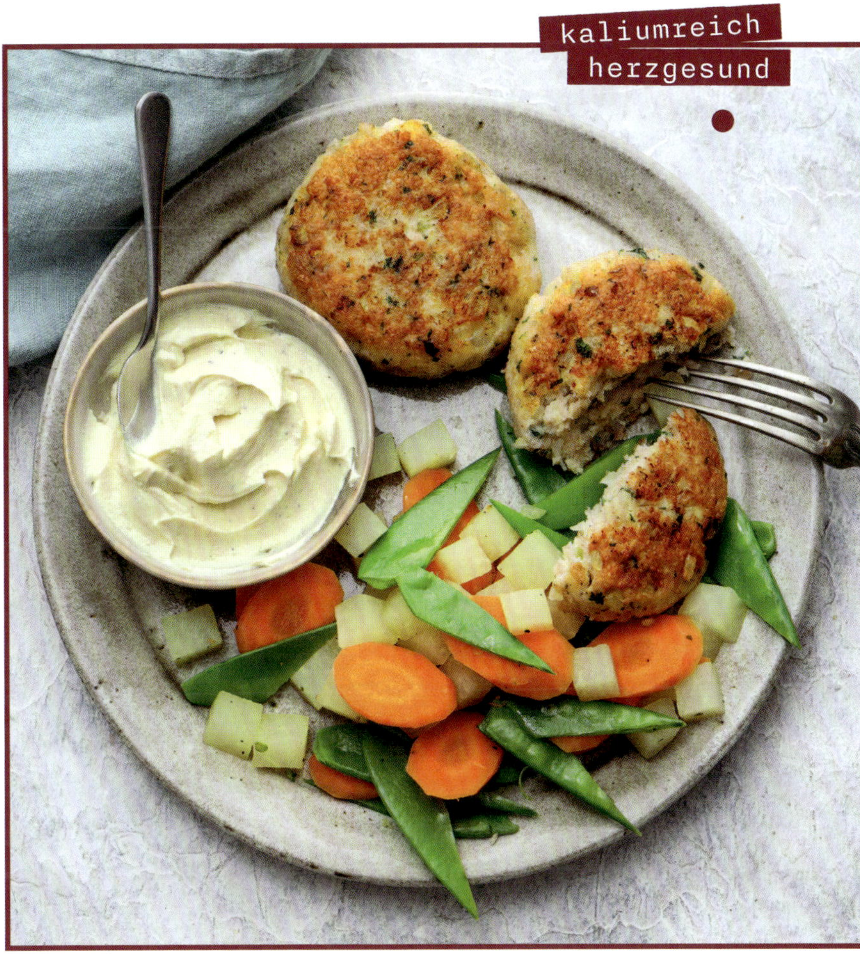

TIPP:

Kohlrabi ist ein echtes Nährstoffwunder: Er zeichnet sich vor allem durch einen hohen Kaliumgehalt aus und ist zugleich relativ natriumarm. Diese Nährstoffkombination ist besonders wertvoll, um den Blutdruck zu stabilisieren. Gut zu wissen: Weil Kalium schnell ins Garwasser übergeht, sollte man Kohlrabi am besten dämpfen oder im Sud garen.

Orientalischer Hähnchen-Couscous

Für 2 Personen
Zubereitung: 1¼ Stunde

1 Gemüsezwiebel
2 Knoblauchzehen
200 g neue Kartoffeln
1 große Möhre
1 kleine Handvoll Trockenfrüchte (z. B. Aprikosen, Feigen oder Rosinen)
250 g Kichererbsen (aus Glas oder Dose)
2 Hähnchenbrustfilets (à ca. 120 g)
Salz, Pfeffer aus der Mühle
2 EL Baharat (arab. Gewürzmischung)
2 EL Rapsöl
1 Zimtstange
1 Sternanis
300 g geschälte Tomaten (aus Glas oder Dose)
200 ml Hühnerbrühe
2 EL Oliven (ohne Stein)
100 g Couscous
etwas gehackte Petersilie zum Garnieren

Pro Portion: ca. 860 kcal, 57 g EW, 19 g F, 100 g KH

1. Zwiebel und Knoblauch schälen und fein würfeln. Die Kartoffeln mit der Gemüsebürste gründlich waschen und je nach Größe halbieren oder vierteln. Die Möhre putzen, schälen und schräg in Stücke schneiden. Die Trockenfrüchte etwas zerkleinern. Die Kichererbsen in einem Sieb abbrausen und abtropfen lassen.

2. Das Fleisch waschen, trocken tupfen und mit wenig Salz, Pfeffer und 1 EL Baharat würzen. In einer tiefen Pfanne in 1 EL Öl rundum anbraten. Herausnehmen und beiseitestellen. Dann Zwiebel und Knoblauch in der Pfanne im restlichen Öl (1 EL) mit übrigem Baharat (1 EL), Zimt und Sternanis andünsten. Tomaten und Brühe hinzufügen und alles einmal aufkochen.

3. Kartoffeln, Möhre, Trockenfrüchte, Kichererbsen und Hähnchenfleisch dazugeben und alles mit geschlossenem Deckel bei schwacher Hitze 30 bis 40 Minuten schmoren. Nach etwa 20 Minuten Garzeit die Oliven hinzufügen und, falls nötig, noch etwas Brühe dazugießen. Die Zimtstange wieder entfernen.

4. Inzwischen Couscous und ½ TL Salz in einer Schüssel mit 100 ml kochend heißem Wasser übergießen und zugedeckt 5 bis 10 Minuten quellen lassen. Anschließend mit Gemüse und Fleisch anrichten und mit Petersilie garnieren.

ballaststoffreich
lykopinreich

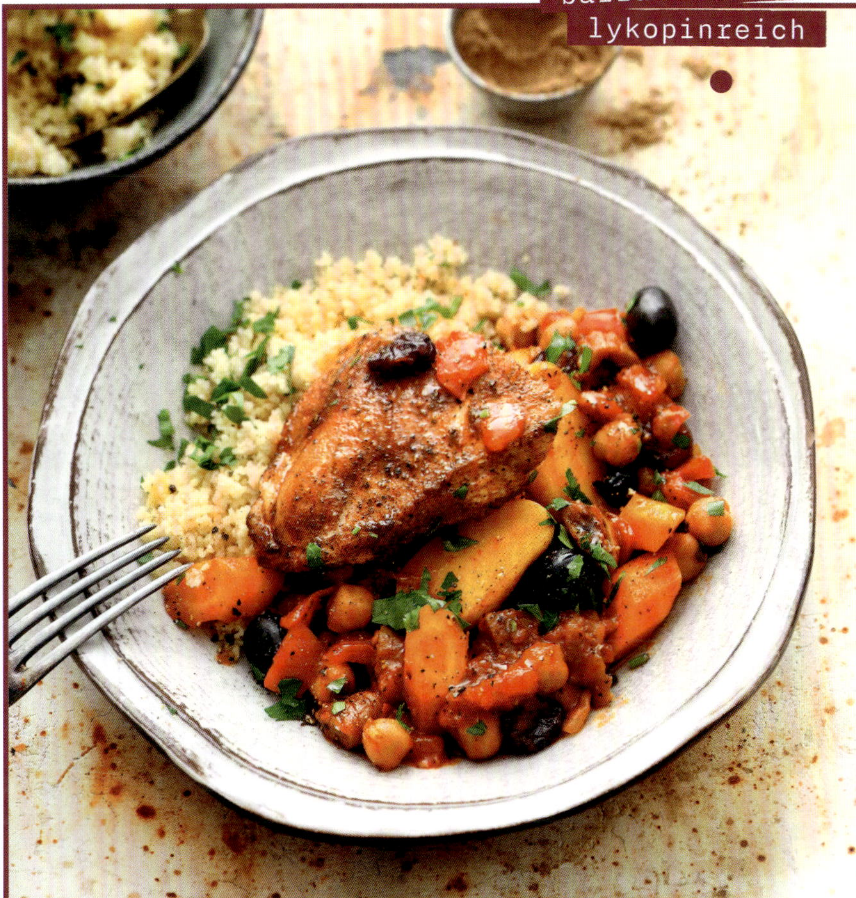

TIPP:

Tomaten sind nicht nur Allrounder in der Küche – sie haben auch viele gesunde Benefits zu bieten. Ihr großes Plus ist der Pflanzenfarbstoff Lykopin. Er unterstützt unter anderem die Produktion von Stickstoffmonoxid (NO), das gefäßerweiternd wirkt und so die Durchblutung des Herzens fördert. Lykopin ist für den Körper besser verfügbar, wenn die Tomaten erhitzt wurden.

Blumenkohl-Kürbis-Curry

Für 2 Personen
Zubereitung: 35 Minuten

40 g Cashewkerne
1 kleine rote Zwiebel
1 Knoblauchzehe
20 g Ingwer
500 g Blumenkohl (ohne Grün)
300 g Hokkaidokürbis
2 EL Rapsöl
2 TL Currypulver
½ TL gemahlene Kurkuma
½ TL gemahlener Koriander
1 EL Tomatenmark
400 g stückige Tomaten
(aus Glas oder Dose)
Salz, Pfeffer aus der Mühle
100 g griech. Joghurt (10 % Fett)
½ Bund Koriandergrün
4 Bio-Zitronenspalten

Pro Portion: ca. 410 kcal,
14 g EW, 26 g F, 25 g KH

1. Die Cashewkerne in einer Pfanne ohne Fett hell anrösten, herausnehmen und abkühlen lassen. Zwiebel, Knoblauch und Ingwer schälen und in feine Würfel schneiden. Den Blumenkohl putzen, waschen und in Röschen teilen. Den Kürbis waschen und die Kerne und Fasern mit einem Löffel entfernen, den Kürbis in etwa 2 cm große Würfel schneiden.

2. Das Öl in einem Topf erhitzen und Zwiebel, Knoblauch und Ingwer darin bei mittlerer Hitze etwa 2 Minuten unter Rühren andünsten. Blumenkohl und Kürbis hinzufügen und weitere 5 Minuten braten, dabei ab und zu umrühren. Curry, Kurkuma und Koriander dazugeben und kurz mitrösten. Das Tomatenmark und die stückigen Tomaten hinzufügen und alles mit wenig Salz und Pfeffer würzen. Den Joghurt mit 50 ml Wasser unterrühren und das Curry mit geschlossenem Deckel bei schwacher bis mittlerer Hitze etwa 10 Minuten köcheln lassen.

3. Inzwischen den Koriander waschen, trocken tupfen und die Blätter grob hacken. Etwas zum Garnieren beiseitelegen, den Rest grob hacken und kurz vor Ende der Garzeit unterrühren. Das Curry in tiefen Tellern anrichten, mit Cashewkernen bestreuen und mit Zitronenspalten und Koriandergrün garnieren. Dazu passt pro Person 40 g Vollkorn-Basmatireis (roh gewogen).

antientzündlich
vegetarisch

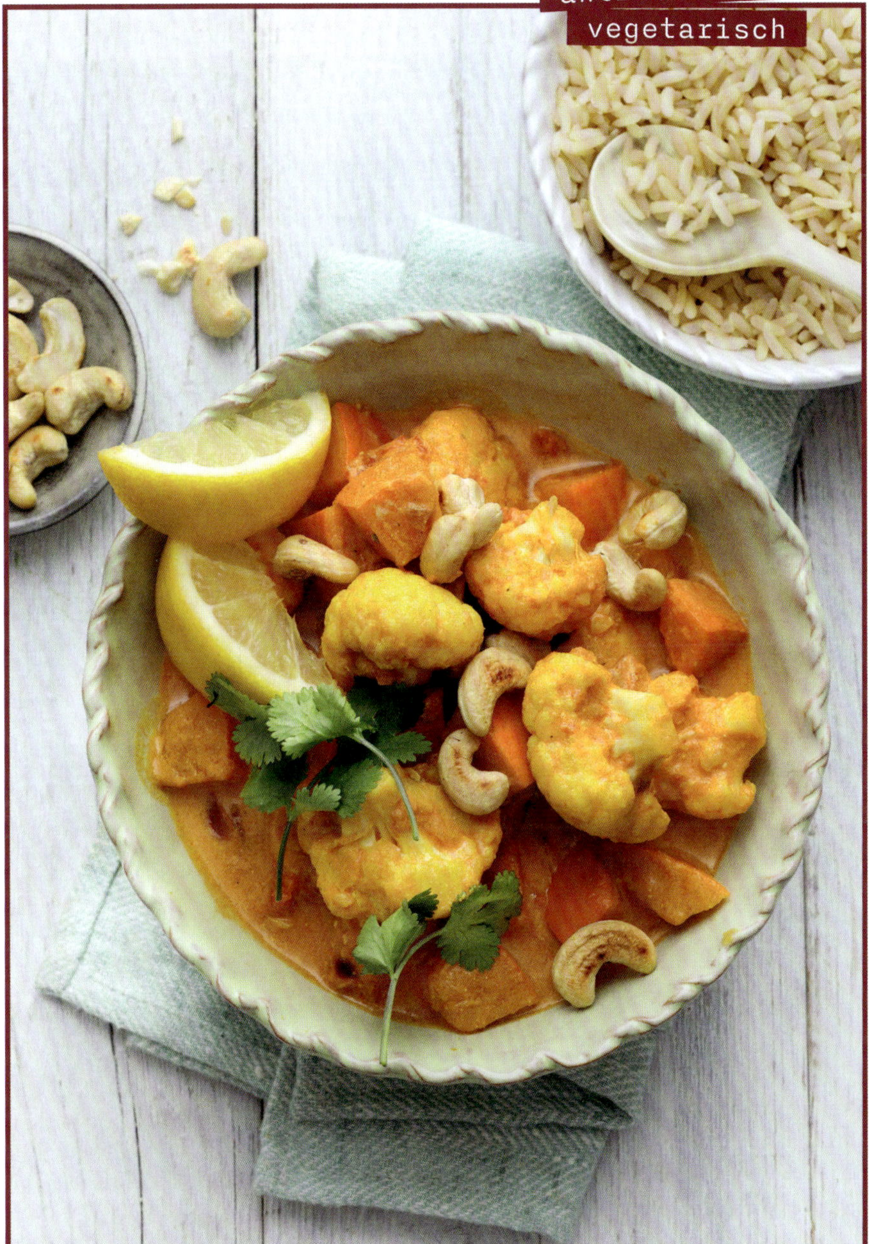

Putengeschnetzeltes mit Reis

Für 2 Personen
Zubereitung: 25 Minuten

Salz
100 g Naturreis-Wildreis-Mischung
1 Zwiebel
400 g Champignons
250 g Putenschnitzel
1 EL Rapsöl
100 ml Gemüsebrühe
100 g Kräuterfrischkäse (Doppelrahmstufe)
Pfeffer aus der Mühle
2 EL gehackte Petersilie

Pro Portion: ca. 545 kcal, 44 g EW, 22 g F, 40 g KH

1. In einem Topf etwa 260 ml Wasser zum Kochen bringen und leicht salzen. Die Reismischung dazugeben und mit geschlossenem Deckel bei schwacher Hitze 25 bis 30 Minuten bissfest garen.

2. Inzwischen die Zwiebel schälen und fein würfeln. Die Pilze putzen, falls nötig, trocken abreiben und in Scheiben schneiden. Putenschnitzel waschen, trocken tupfen und quer zur Faser in Streifen schneiden.

3. Das Öl in einer beschichteten Pfanne erhitzen und die Putenstreifen darin etwa 5 Minuten anbraten, bis sie beginnen leicht zu bräunen. Herausnehmen und beiseitestellen.

4. Die Zwiebel in der noch heißen Pfanne andünsten. Dann die Pilze dazugeben und so lange anbraten, bis die ausgetretene Flüssigkeit vollständig eingekocht ist. Die Brühe angießen und alles einmal kurz aufkochen. Dann den Frischkäse dazugeben und bei schwacher Hitze schmelzen lassen.

5. Das Fleisch in der Pilzsauce erhitzen und mit wenig Salz und Pfeffer abschmecken. Das Geschnetzelte mit dem Reis auf Tellern anrichten und mit der Petersilie bestreuen.

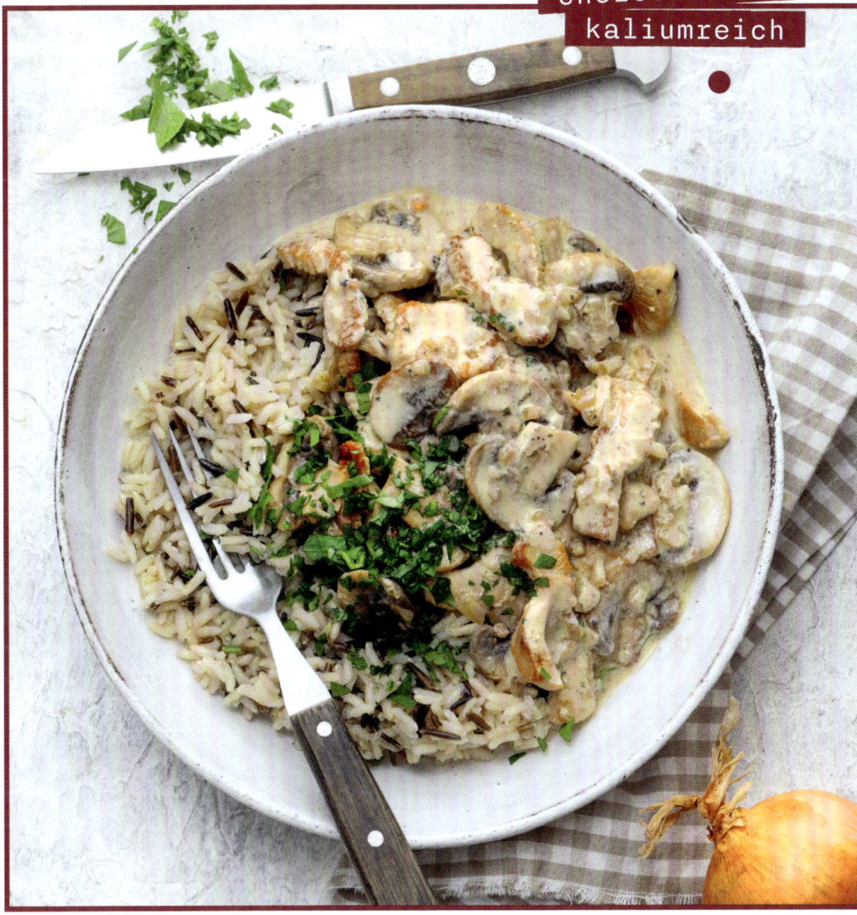

TIPP:

Statt Reis schmeckt auch ein Kartoffelpüree dazu. Dafür 500 g geschälte, gewürfelte Kartoffeln in reichlich kochendem Salzwasser etwa 15 Minuten garen. Dann abgießen, kurz ausdampfen lassen und durch die Kartoffelpresse zurück in den Topf pressen. 100 ml warme Milch und 1 EL Butter mit einem Schneebesen unterrühren, mit wenig Salz, Pfeffer und Muskatnuss abschmecken.

Asia-Gurkensalat mit Erdnüssen

Für 2 Personen
Zubereitung: 25 Minuten

1 große Salatgurke
2 EL geröstetes Sesamöl
2 EL Sojasauce
1 EL flüssiger Honig
Saft von 1 Limette
1 EL Fischsauce
1 EL süß-scharfe Chilisauce
20 g Ingwer
1 Knoblauchzehe
½ Chilischote
1 kleine Handvoll Koriandergrün
3 EL gehackte Erdnusskerne
1 kleine Zwiebel
2 EL Rapsöl

Pro Portion: ca. 280 kcal,
9 g EW, 19 g F, 14 g KH

1. Die Gurke putzen, waschen oder schälen, längs halbieren und die Kerne mit einem Teelöffel entfernen. Dann die Gurkenhälften quer in dünne Scheiben schneiden.

2. Für das Dressing Sesamöl, Sojasauce, Honig, Limettensaft, Fischsauce und Chilisauce in einer Salatschüssel verrühren und die Gurkenscheiben unterheben. Den Salat bis zum Servieren ziehen lassen.

3. Inzwischen Ingwer und Knoblauch schälen und fein würfeln. Die Chilischote längs halbieren, je nach gewünschtem Schärfegrad entkernen, waschen und in dünne Ringe schneiden. Den Koriander waschen, trocken tupfen und samt Stielen grob hacken. Die Erdnüsse in einer Pfanne ohne Fett hell anrösten. Herausnehmen und abkühlen lassen.

4. Für die Röstzwiebeln die Zwiebel schälen, in Ringe schneiden und in einem kleinen Topf im Öl rundum knusprig braten. Herausnehmen und auf Küchenpapier abtropfen lassen.

5. Ingwer, Knoblauch, Chili und Koriander unter den Gurkensalat mischen. Den Salat auf Tellern anrichten und mit Erdnüssen und Röstzwiebeln bestreuen.

antientzündlich
kalorienarm

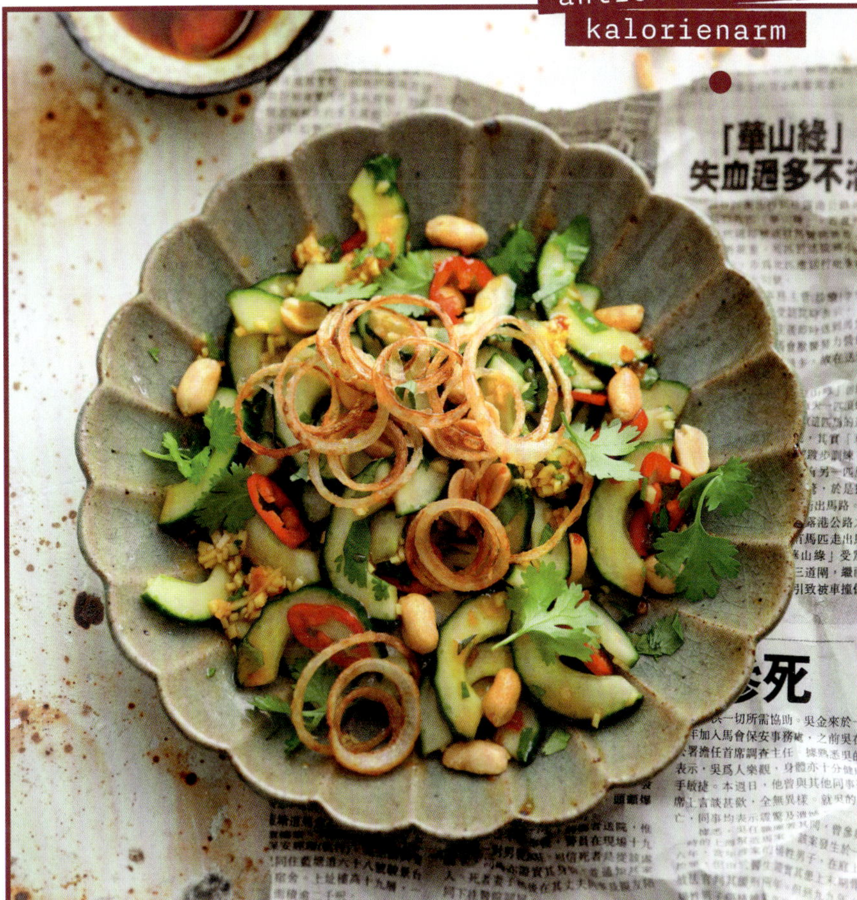

TIPP:

Weil sie zu 95 Prozent aus Wasser bestehen, sind Salatgurken kalorienarme „Schlankmacher". Sie punkten aber auch mit Kalium, Jod, Schwefel und Vitaminen und wirken daher entzündungshemmend. Am besten kaufen Sie Bio-Gurken. Denn um optimal von den wertvollen Inhaltsstoffen zu profitieren, sollten Sie die Schale immer mitessen.

Orientalischer Auberginensalat

Für 2 Personen
Zubereitung: 45 Minuten

1 Aubergine (ca. 200 g)
Salz
75 g Quinoa
1 kleine rote Zwiebel
1 Knoblauchzehe
1 Stiel Minze
¼ Bund Petersilie
75 g Möhre
1 Frühlingszwiebel
2 EL Olivenöl
1 EL Zitronensaft
Pfeffer aus der Mühle
½ TL Dattelsirup
½ TL Chiliflocken (Pul Biber)

Pro Portion ca. 320 kcal,
7 g EW, 16 g F, 32 g KH

1. Die Aubergine putzen, waschen und in etwa 2 cm große Würfel schneiden. Auf einem Teller mit ½ TL Salz bestreuen und etwa 20 Minuten ziehen lassen. Währenddessen die Quinoa in einem Sieb abbrausen und in einem Topf in 150 ml Wasser aufkochen. Mit geschlossenem Deckel bei schwacher Hitze 15 bis 20 Minuten garen und dann lauwarm abkühlen lassen.

2. Inzwischen Zwiebel und Knoblauch schälen und fein würfeln. Minze und Petersilie waschen, trocken tupfen, Blätter abzupfen und grob hacken. Möhre putzen, schälen und schräg in Scheiben schneiden. Frühlingszwiebel putzen, waschen und in Ringe schneiden.

3. Das Öl in einer großen Pfanne erhitzen und Zwiebel und Knoblauch darin anbraten. Auberginenwürfel trocken tupfen, mit den Möhrenscheiben dazugeben und bei mittlerer Hitze unter Wenden etwa 10 Minuten braten. Die Frühlingszwiebel und den Zitronensaft hinzufügen und etwa 2 Minuten mitbraten.

4. Anschließend das Gemüse in einer Schüssel mit Quinoa und zwei Dritteln der Kräuter mischen, mit wenig Salz, Pfeffer, Dattelsirup und Chiliflocken würzen. Den Auberginensalat auf Tellern anrichten und mit den restlichen Kräutern bestreuen.

basisch
vegan

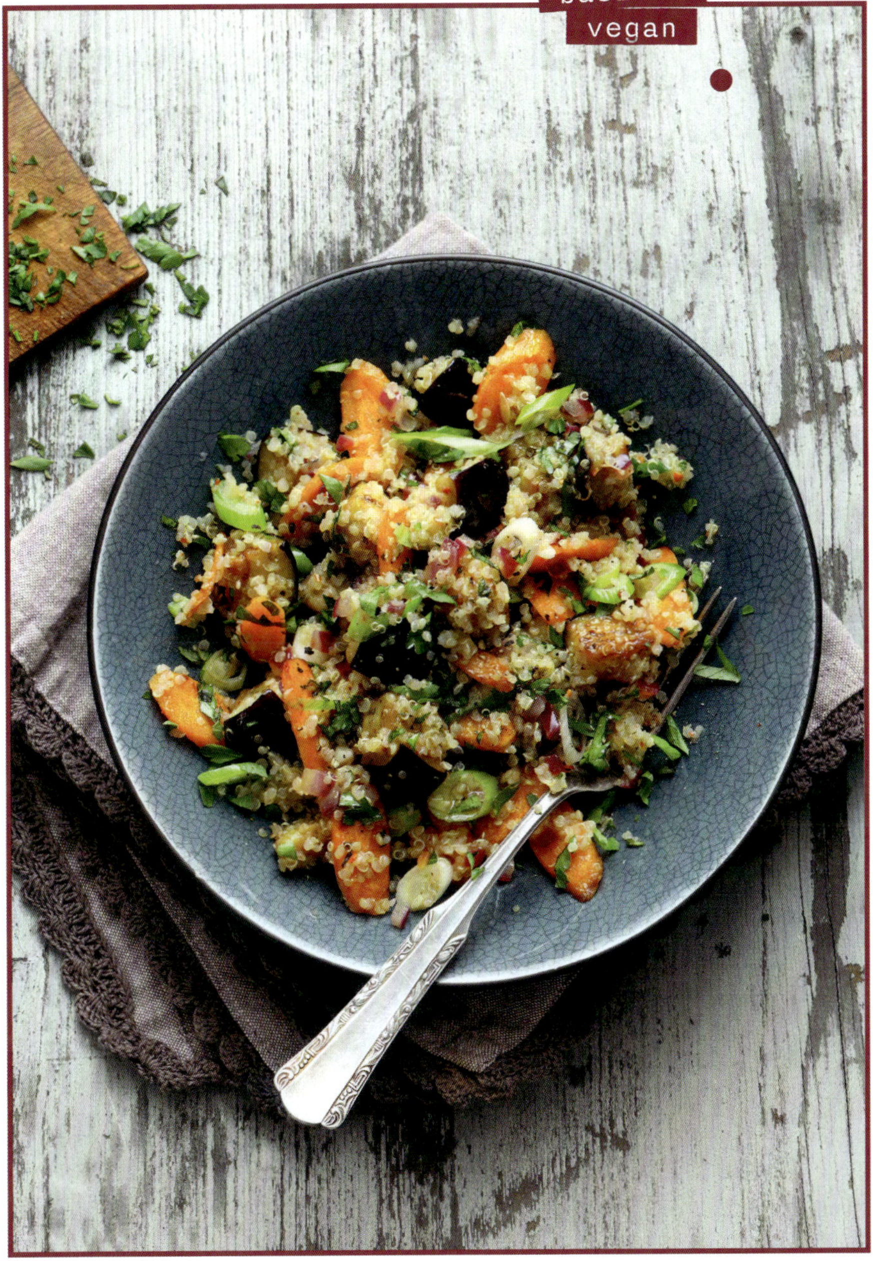

Fenchelrohkost mit Birnen und Feta

Für 2 Personen
Zubereitung: 30 Minuten

20 g Walnusskerne
1 kleine Fenchelknolle (ca. 250 g)
Salz
½ reife Birne (ca. 100 g)
2 EL Limettensaft
2 reife Feigen (ca. 80 g)
1 EL Weißweinessig
Pfeffer aus der Mühle
½ TL Agavendicksaft
2 EL Olivenöl
1 EL kalt gepresstes Traubenkernöl
¼ Bund Schnittlauch
75 g Feta (Schafskäse)

Pro Portion ca. 410 kcal, 10 g EW, 32 g F, 18 g KH

1. Walnüsse grob hacken und in einer Pfanne ohne Fett hell anrösten. Herausnehmen und abkühlen lassen.

2. Fenchel putzen, waschen und längs vierteln, den harten Strunk entfernen und das Grün zum Garnieren beiseitelegen. Den Fenchel auf der Gemüsereibe in feine Streifen hobeln, in einer Salatschüssel mit 1 Prise Salz bestreuen und mit den Händen etwa 2 Minuten kräftig durchkneten.

3. Inzwischen die Birnenhälfte waschen, halbieren, entkernen und quer in dünne Scheiben schneiden. Sofort mit ½ EL Limettensaft beträufeln, damit sie sich nicht bräunlich verfärbt. Feigen waschen, trocken tupfen und in Spalten schneiden, die Stielansätze entfernen.

4. Für die Vinaigrette den Essig mit dem restlichen Limettensaft (1 ½ EL), wenig Salz, Pfeffer und Agavendicksaft verrühren, beide Öle unterschlagen. Schnittlauch waschen, trocken schütteln und in feine Röllchen schneiden. Das beiseitegelegte Fenchelgrün grob hacken.

5. Fenchel, Birne, Feigen und Schnittlauch vorsichtig mischen, auf Tellern anrichten und mit der Vinaigrette beträufeln. Den Feta zerbröckeln und mit den Nüssen darüberstreuen.

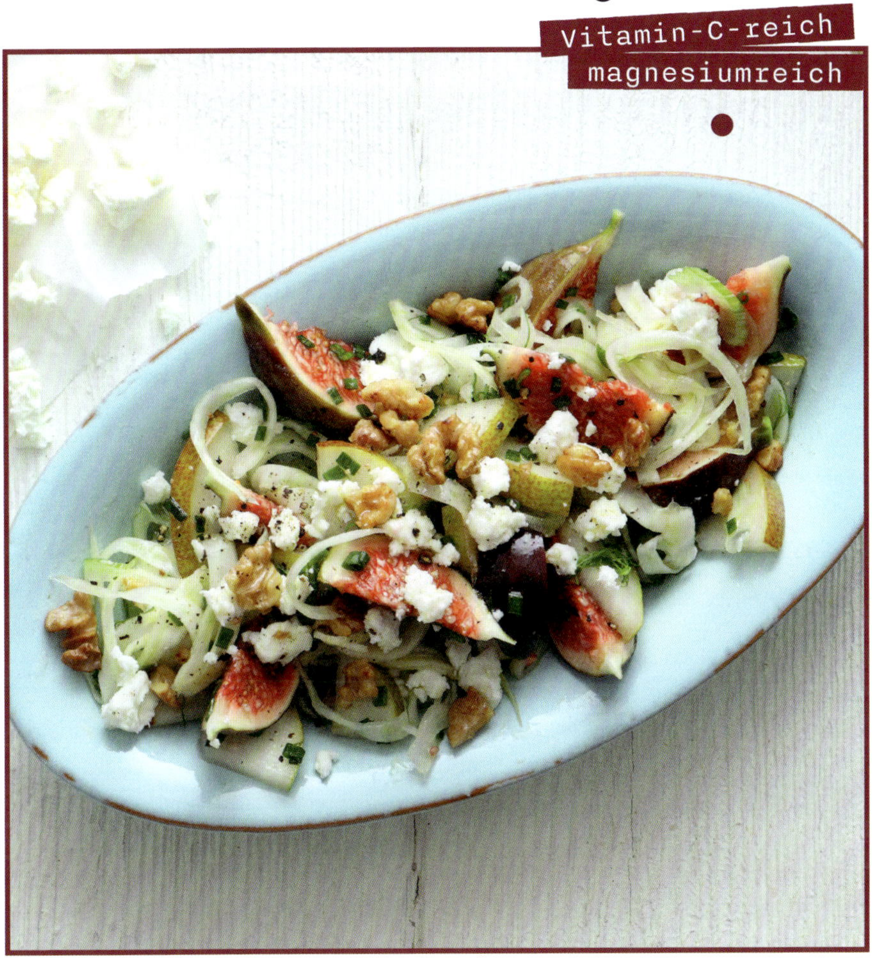

TIPP:

Fenchel enthält fast doppelt so viel Vitamin C wie Orangen. Das wasserlösliche Vitamin stärkt nicht nur die Abwehrkräfte. Es hat auch einen gefäßerweiternden Effekt, der dazu führt, dass der Blutdruck sinkt. Nicht zuletzt ist Vitamin C ein stark wirksames Antioxidans, das freie Radikale im Körper bekämpft und so auch die Gefäße schützt.

Sellerieschnitzel mit Apfelmeerrettich

Für 2 Personen
Zubereitung: 45 Minuten

2 kleine Sellerieknollen (à ca. 500 g)
Salz
2 EL Zitronensaft
Pfeffer aus der Mühle
1 Ei (Größe M)
30 g Polenta (Maisgrieß)
30 g Vollkornbrotbrösel
60 ml Rapsöl
½ rotschaliger Apfel
1 Frühlingszwiebel
50 g Frischkäse (Doppelrahmstufe)
100 g Joghurt (3,5 % Fett)
20 g geraspelter Meerrettich (ersatzweise 2 TL geriebener Meerrettich)

Pro Portion ca. 430 kcal, 13 g EW, 28 g F, 25 g KH

1. Den Sellerie putzen, schälen, halbieren und quer in etwa 1 cm dicke Scheiben schneiden. In einem Topf in kochendem Salzwasser mit 1 EL Zitronensaft etwa 5 Minuten vorgaren. Abgießen, kalt abschrecken und gut abtropfen lassen. Mit wenig Salz und Pfeffer würzen.

2. Das Ei in einem tiefen Teller verquirlen. Polenta und Brotbrösel in einem zweiten tiefen Teller mischen. Die Selleriescheiben erst durch das verquirlte Ei ziehen, anschließend in der Polenta-Brösel-Mischung wenden und in einer Pfanne im Öl portionsweise auf beiden Seiten bei starker Hitze etwa 5 Minuten goldbraun braten. Herausnehmen und auf Küchenpapier abtropfen lassen, dann im Backofen bei 80 °C (Ober-/Unterhitze) warm halten.

3. Für den Dip die Apfelhälfte waschen, halbieren, entkernen und quer in dünne Scheiben schneiden. Sofort mit dem restlichen Zitronensaft (1 EL) beträufeln, damit sich der Apfel nicht bräunlich verfärbt. Die Frühlingszwiebel putzen, waschen und klein würfeln. Frischkäse und Joghurt verrühren, Apfel, Frühlingszwiebel und Meerrettich untermischen und den Dip mit wenig Salz und Pfeffer abschmecken.

4. Die panierten Selleriescheiben mit dem Dip anrichten. Dazu passt ein gemischter Salat.

vegetarisch
kaliumreich

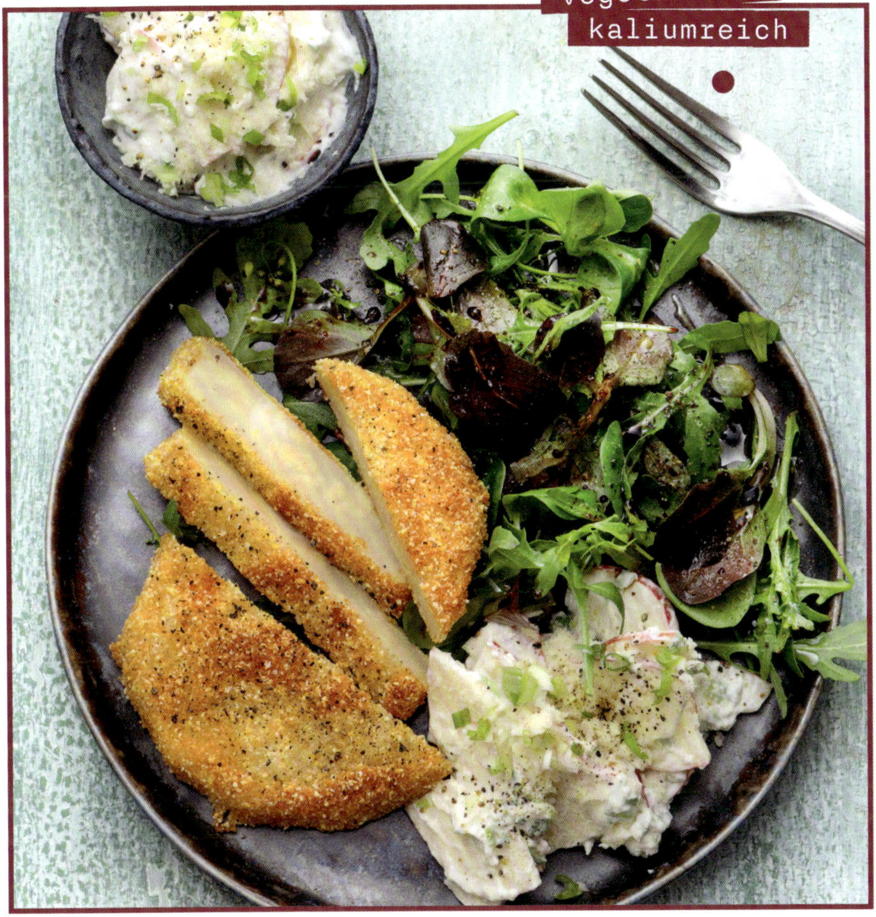

TIPP:

Sellerie tut nicht nur dem Magen und der Verdauung gut, er hat auch einen blutdrucksenkenden Effekt. Die Knollen enthalten nämlich den sekundären Pflanzenstoff Phthalid, der entspannend auf die glatte Muskulatur unserer Blutgefäße wirkt. Zudem liefert Sellerie reichlich Kalium, einen Mineralstoff, der für einen niedrigen Blutdruck unerlässlich ist.

Pfannkuchenröllchen mit Currymöhren

Für 2 Personen
Zubereitung: 30 Minuten
Backen: 15 Minuten
Auskühlen: 15 Minuten

50 g Vollkornmehl
(Weizen oder Dinkel)
50 g Weizenmehl (Type 1050)
1 Ei (Größe M)
100 ml Milch (3,5 % Fett)
125 ml Mineralwasser
(mit Kohlensäure)
Salz
1 EL Rapsöl
2 Frühlingszwiebeln
2 Möhren (ca. 200 g)
4 Blätter Eisbergsalat
200 g Frischkäse
(Doppelrahmstufe)
2 TL Currypulver
Pfeffer aus der Mühle

Pro Portion: ca. 620 kcal,
18 g EW, 39 g F, 46 g KH

1. In einer Rührschüssel beide Mehlsorten mit Ei, Milch, Mineralwasser und ½ TL Salz mit einem Schneebesen glatt verrühren. Den Teig etwa 15 Minuten quellen lassen. Den Backofen auf 200 °C (Ober-/Unterhitze) vorheizen. Ein Backblech mit Backpapier belegen und im Ofen auf der mittleren Schiene mit vorheizen.

2. Anschließend das Blech aus dem Ofen nehmen, das Backpapier mit dem Öl bestreichen und den Pfannkuchenteig auf dem Backpapier verteilen. Im Ofen auf der mittleren Schiene etwa 15 Minuten backen, herausnehmen und auf einem Kuchengitter abkühlen lassen.

3. Inzwischen die Frühlingszwiebeln putzen, waschen und in dünne Ringe schneiden. Möhren putzen, schälen und auf der Gemüsereibe fein raspeln. Vom Eisbergsalat die äußeren Blätter entfernen, den Salat in Blätter teilen, waschen, trocken schleudern und in Streifen schneiden. Frischkäse, Möhren, Frühlingszwiebeln und Curry in einer Schüssel mischen und mit wenig Salz und Pfeffer abschmecken.

4. Die Pfannkuchenplatte mit dem Möhren-Curry-Frischkäse bestreichen, mit Salatstreifen bestreuen und von der langen Seite her aufrollen. Die Rolle in etwa 4 cm breite Röllchen schneiden und diese auf Tellern anrichten.

gut vorzubereiten
vegetarisch

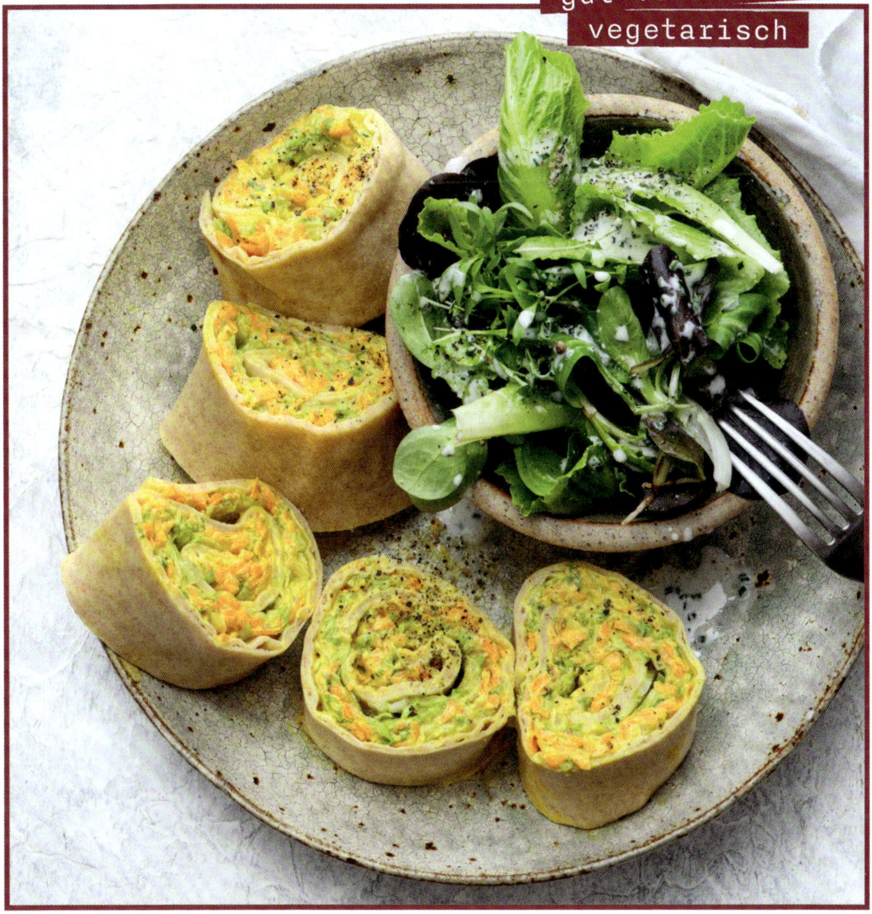

TIPP:

Am besten genießen Sie zu den Röllchen noch einen knackigen Blattsalat. Dann haben Sie noch mehr grünes Blattgemüse auf dem Teller – und damit auch eine Extraportion gefäßerweiterndes Kalium. Übrigens: Die Pfannkuchenröllchen sind abgekühlt auch ein prima Snack zum Mitnehmen für unterwegs – dann reichen sie für 4 Personen.

Kürbis-Apfel-Suppe mit Räucherfisch

Für 2 Personen
Zubereitung: 15 Minuten
Garen: 15 Minuten

1 Zwiebel
400 g Hokkaidokürbis (nur das Fruchtfleisch)
1 Apfel
1 EL Rapsöl
600 ml Gemüsebrühe
100 g Sahne
Salz, Pfeffer aus der Mühle
125 g geräuchertes Forellenfilet
2 EL kalt gepresstes Kürbiskernöl

Pro Portion: ca. 615 kcal,
20 g EW, 42 g F, 25 g KH

1. Die Zwiebel schälen und fein würfeln. Den Kürbis putzen, waschen und in kleine Stücke schneiden. Den Apfel vierteln, schälen und entkernen, die Apfelviertel ebenfalls in kleine Stücke schneiden.

2. Das Öl in einem Topf erhitzen und Zwiebel, Kürbis und Apfel darin etwa 2 Minuten andünsten. Die Brühe angießen und alles einmal kurz aufkochen. Dann mit geschlossenem Deckel bei mittlerer Hitze etwa 15 Minuten köcheln lassen, bis Kürbis und Apfel weich gegart sind.

3. Anschließend die Sahne dazugeben und die Suppe im Topf mit dem Stabmixer fein pürieren. Mit wenig Salz und Pfeffer abschmecken. Die Forellenfilets von der Haut befreien und in mundgerechte Stücke zerteilen.

4. Die Suppe auf Schalen oder tiefe Teller verteilen und die Räucherforellenstücke hineinlegen. Mit je 1 EL Kürbiskernöl beträufeln.

ballaststoffreich
kaliumreich

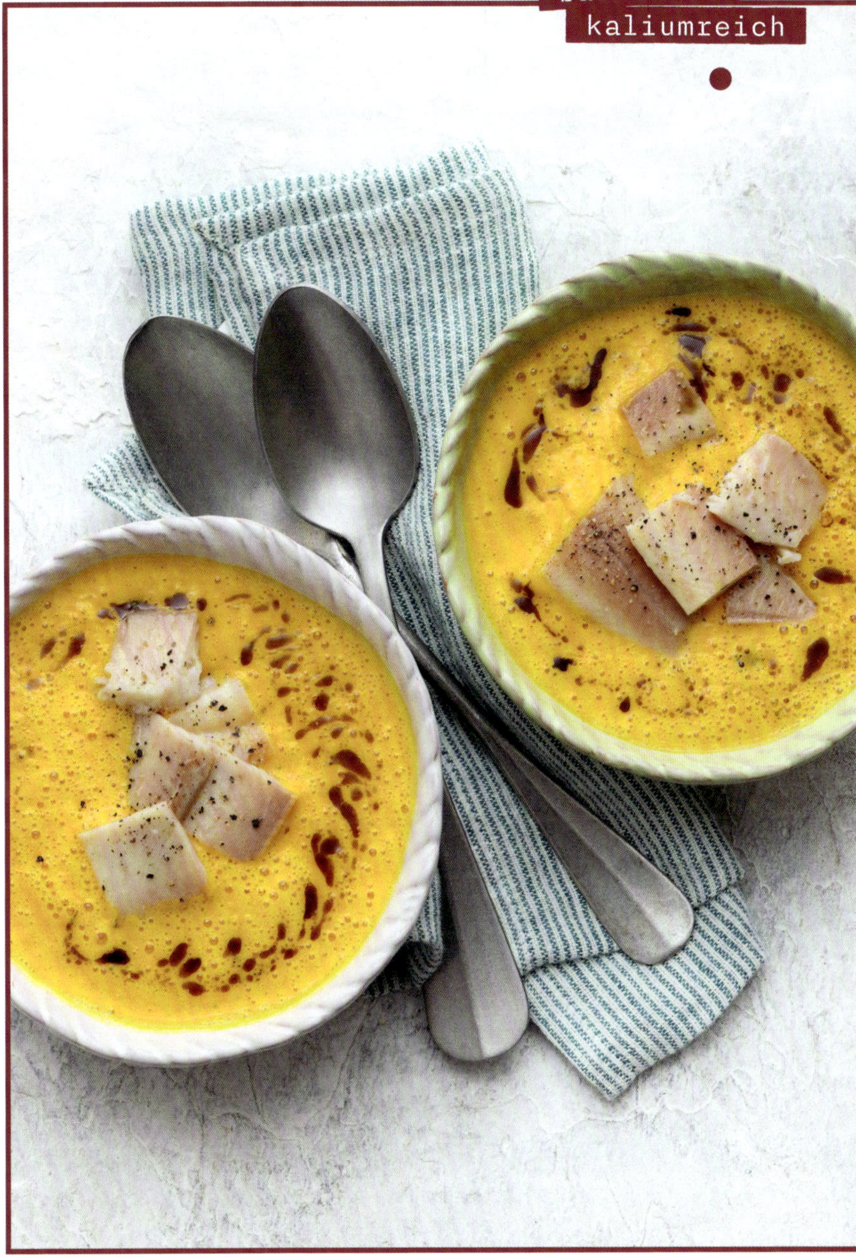

Salat mit Himbeeren und Steakstreifen

Für 2 Personen
Zubereitung: 30 Minuten

2 EL Haselnusskerne
1 Rindersteak
(Filet oder Hüfte; ca. 200 g)
1 EL Rapsöl
Salz, Pfeffer aus der Mühle
100 g Pflücksalat
2 Frühlingszwiebeln
150 g Himbeeren
2 EL Himbeer-Aceto-balsamico
1 EL Ahornsirup
3 EL kalt gepresstes Haselnussöl
(ersatzweise Walnussöl)

Pro Portion: ca. 545 kcal,
27 g EW, 40 g F, 16 g KH

1. Die Haselnüsse grob hacken und in einer Pfanne ohne Fett hell anrösten. Herausnehmen und abkühlen lassen. Den Backofen auf 120 °C (Ober-/Unterhitze) vorheizen, dabei eine Auflaufform im Ofen mit vorheizen.

2. Das Steak mit Küchenpapier trocken tupfen. Das Rapsöl in einer Pfanne erhitzen und das Steak darin bei starker Hitze auf jeder Seite etwa 2 Minuten scharf anbraten. Das Steak leicht salzen, pfeffern, in die Auflaufform legen und im Ofen auf der mittleren Schiene je nach gewünschtem Gargrad 10 bis 20 Minuten nachziehen lassen.

3. Währenddessen den Salat waschen und trocken schleudern. Frühlingszwiebeln putzen, waschen und in dünne Ringe schneiden. Die Beeren verlesen, waschen und trocken tupfen.

4. Für das Dressing Essig, Ahornsirup, Haselnussöl, wenig Salz und Pfeffer in einer Salatschüssel verquirlen. Blattsalat und Frühlingszwiebeln dazugeben und untermischen, den Salat auf Tellern anrichten.

5. Das Steak aus dem Ofen nehmen und gegen die Faser in Streifen schneiden. Beeren und Steakstreifen auf dem Blattsalat anrichten und mit Haselnüssen bestreuen.

antioxidativ
herzgesund

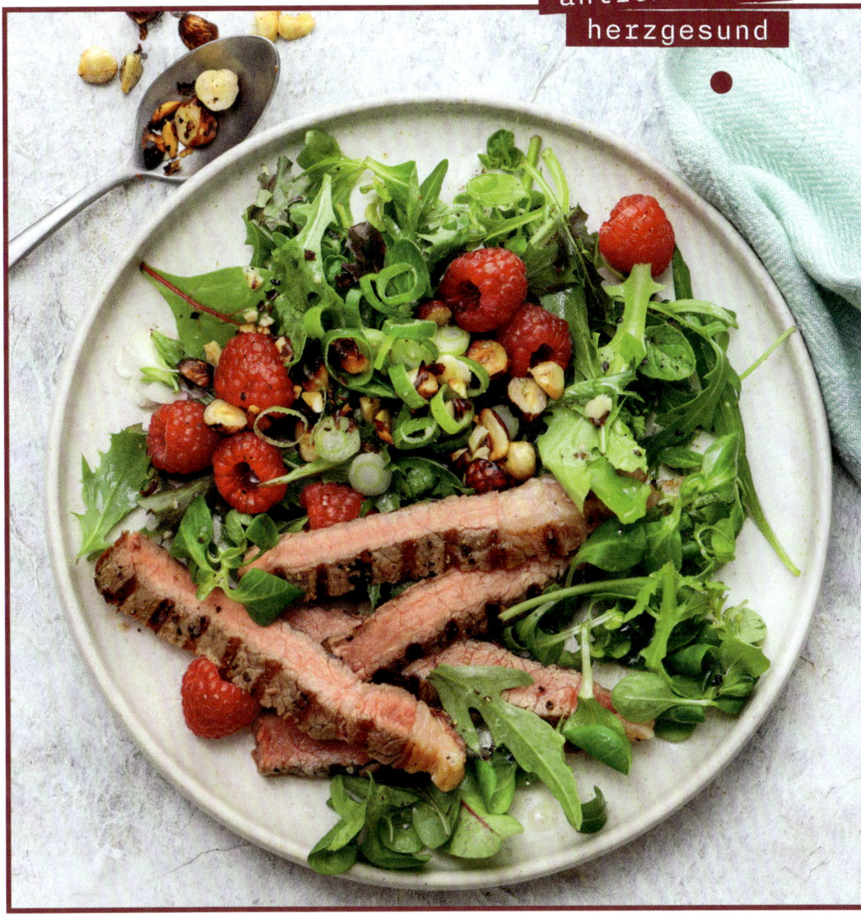

TIPP:

Dieser Salat versorgt Sie mit reichlich antioxidativ wirksamen Substanzen: Die Himbeeren liefern Anthocyane, der Pflücksalat Chlorophyll – und die Frühlingszwiebeln steuern wertvolle Sulfide bei. Wenn Sie eine vegetarische Variante bevorzugen, können Sie den Salat auch mit gebratenem Halloumi oder gratiniertem Ziegenkäse statt mit Steakstreifen zubereiten.

Mediterranes Grillgemüse

Für 2 Personen
Zubereitung: 35 Minuten

250 g Aubergine
Salz
1 Zucchini (ca. 200 g)
1 rote Paprikaschote
2 Zweige Rosmarin
4 EL Olivenöl
1 Glas weiße Bohnen
(130 g Abtropfgewicht)
1 EL dunkles Mandelmus
1 TL mittelscharfer Senf
2 EL Weißweinessig
50 ml Gemüsebrühe
Pfeffer aus der Mühle

Pro Portion: ca. 390 kcal,
11 g EW, 28 g F, 20 g KH

1. Den Backofen auf 220 °C (Ober-/Unterhitze) vorheizen. Die Aubergine putzen, waschen und in etwa ½ cm dicke Scheiben schneiden, etwas salzen und etwa 10 Minuten ziehen lassen.

2. Inzwischen die Zucchini putzen, waschen und in etwa 1 cm breite Scheiben schneiden. Die Paprika vierteln, entkernen, waschen und in mundgerechte Stücke schneiden. Den Rosmarin waschen, trocken tupfen, die Nadeln abzupfen und fein hacken.

3. Die Auberginenscheiben trocken tupfen, mit Zucchini, Paprika, Rosmarin und 2 EL Öl in einer Schüssel mischen. Das Gemüse auf einem Backblech verteilen und im Ofen auf der mittleren Schiene 15 bis 20 Minuten rösten.

4. Inzwischen die Bohnen in einem Sieb abbrausen und abtropfen lassen. Für das Dressing das Mandelmus mit Senf, Essig, Brühe und dem übrigen Öl in einem hohen Rührbecher mit dem Stabmixer aufmixen. Danach mit wenig Salz und Pfeffer abschmecken.

5. Das Gemüse aus dem Ofen nehmen und etwas abkühlen lassen. In einer Schüssel mit den Bohnen mischen und mit wenig Salz und Pfeffer würzen. Das Gemüse auf Tellern anrichten und mit dem Dressing beträufeln.

ballaststoffreich
herzgesund

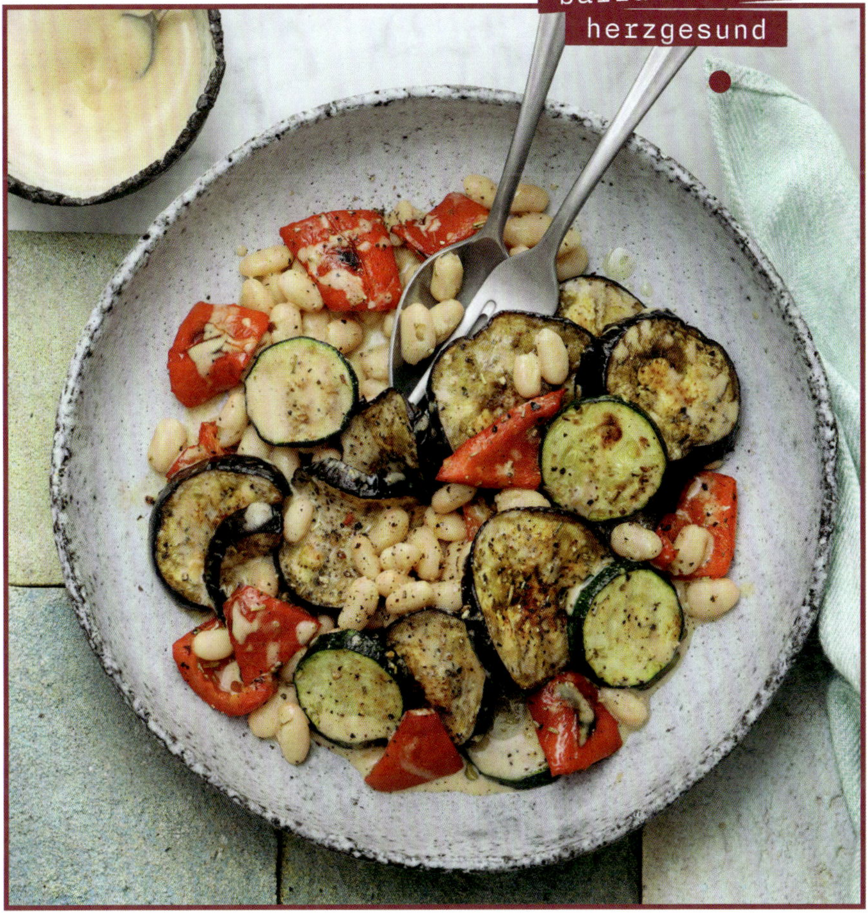

TIPP:

Wer sich nach der Mittelmeerküche vor allem von Gemüse ernährt, kann den systolischen Blutdruck senken und langfristig abnehmen. Studien konnten zudem zeigen: Eine vegetarische Ernährung führt bei fast allen Menschen dazu, dass man weniger Kochsalz aufnimmt als Menschen, die Fleisch und insbesondere Wurst essen.

Bananen-Nuss-Brot

Für 1 Kastenform
(30 cm lang; 20 Scheiben)
Zubereitung: 20 Minuten
Backen: 1 Stunde

200 g Dinkelvollkornmehl
50 g Dinkelmehl (Type 1050)
100 g gemahlene Mandeln
2 TL Weinsteinbackpulver
½ TL Zimtpulver
1 TL abgeriebene
Bio-Orangenschale
3 reife Bananen (ca. 500 g)
60 ml Milch (3,5 % Fett)
2 Eier (Größe M)
80 ml Rapsöl
4 EL Birnendicksaft
150 g Brombeeren
(frisch oder tiefgekühlt)
60 g Haselnusskerne
2 EL Haselnussblättchen zum
Garnieren

Pro Scheibe: ca. 180 kcal,
5 g EW, 10 g F, 16 g KH

1. Den Backofen auf 180 °C (Ober-/Unterhitze) vorheizen. Die Form mit Backpapier auslegen. Beide Mehlsorten mit Mandeln, Backpulver, Zimt und Orangenschale in einer Rührschüssel gründlich mischen.

2. Die Bananen schälen und grob in Stücke schneiden. Mit der Milch in einen hohen Rührbecher geben und mit dem Stabmixer fein pürieren. Die Eier und das Öl untermixen. Die Bananenmasse und den Birnendicksaft zur Mehlmischung geben und alles mit den Quirlen des Handrührgeräts glatt verrühren.

3. Die Beeren verlesen, waschen und trocken tupfen, größere Exemplare halbieren. (Tiefkühlware etwa 10 Minuten antauen lassen.)

4. Die Haselnüsse fein hacken und mit den Brombeeren unter den Teig ziehen. Den Teig in der Form verteilen und glatt streichen. Das Bananen-Nuss-Brot mit den Haselnussblättchen bestreuen und im Ofen auf der mittleren Schiene 50 bis 60 Minuten backen.

5. Das Bananen-Nuss-Brot aus dem Ofen nehmen und auf einem Kuchengitter etwa 10 Minuten abkühlen lassen. Dann aus der Form lösen und vollständig abkühlen lassen. In Scheiben geschnitten servieren.

ballaststoffreich
Seelenfutter

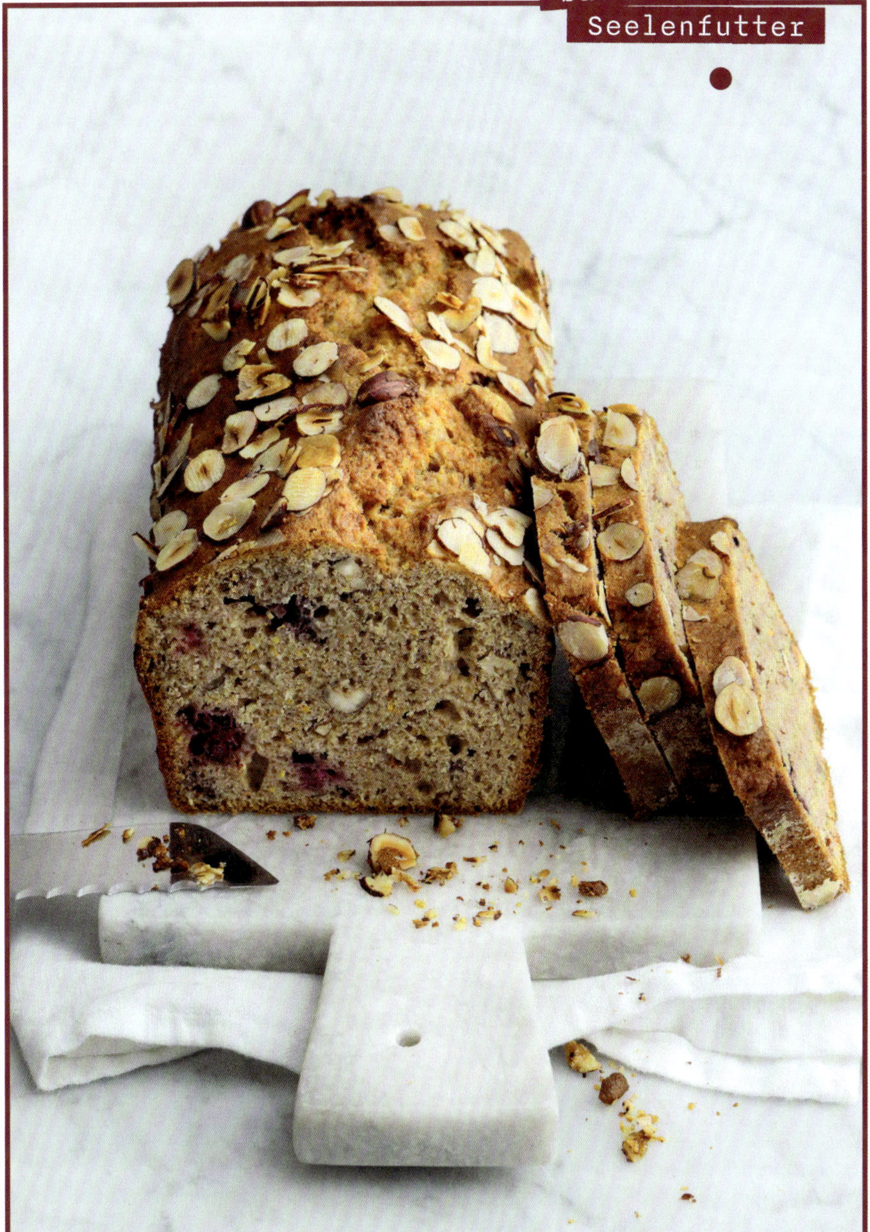

Müsliriegel mit Datteln und Mandeln

Für 14 Riegel
Zubereitung: 15 Minuten
Backen: 20 Minuten

80 g Datteln
2 sehr reife Bananen
6 EL Rapsöl
6 EL Dattelsirup
6 EL Mandelmus
300 g kernige Haferflocken
50 g gehackte Mandeln

Pro Stück: ca. 255 kcal,
6 g EW, 13 g F, 26 g KH

1. Den Backofen auf 200 °C (Ober-/Unterhitze) vorheizen. Eine Auflaufform (ca. 20 × 25 cm) mit Backpapier auslegen.

2. Die Datteln klein schneiden. Die Bananen schälen und in einer Schüssel mit einer Gabel zu feinem Mus zerdrücken. Öl, Dattelsirup und Mandelmus dazugeben und gleichmäßig unterrühren.

3. Haferflocken, Mandeln und Datteln zum Bananenmus geben und gut unterheben. Die Masse in der Form verteilen und mit den Händen oder einem Löffel gut andrücken, sodass eine kompakte Platte entsteht.

4. Die Müslimasse im Ofen auf der mittleren Schiene 15 bis 20 Minuten goldbraun backen. Herausnehmen und auf einem Kuchengitter abkühlen lassen.

5. Anschließend mithilfe des Backpapiers aus der Form nehmen, erst längs halbieren und dann jede Hälfte quer in 7 Riegel schneiden.

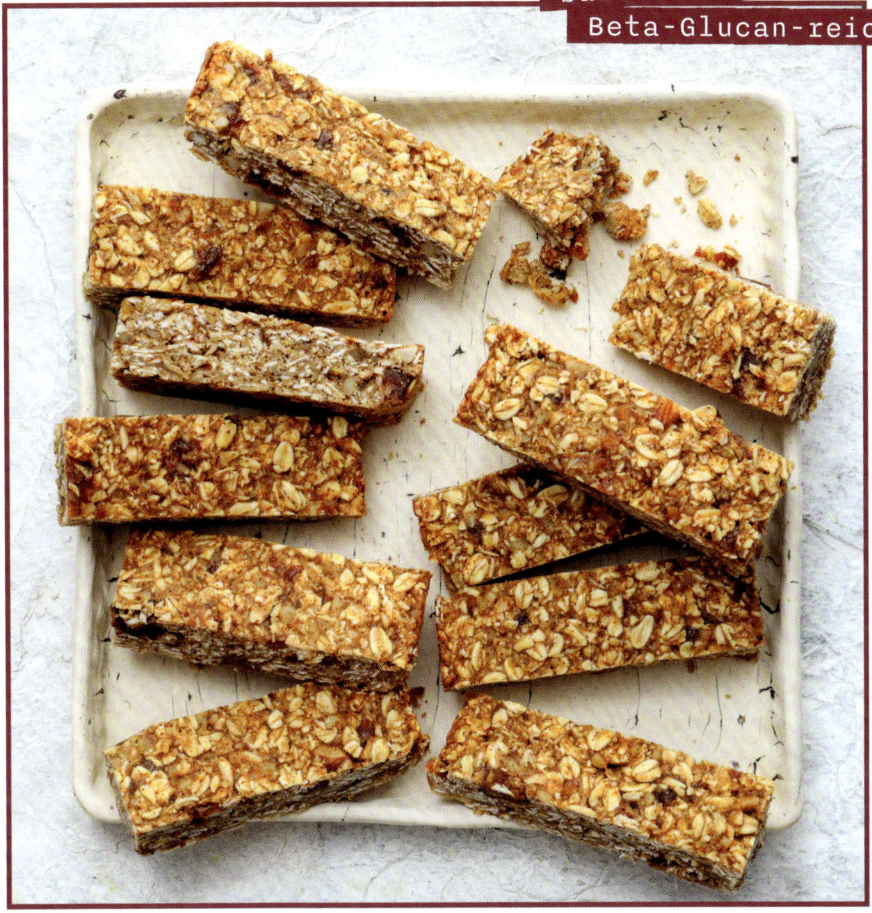

ballaststoffreich
Beta-Glucan-reich

TIPP:

Einen Großteil seiner vielfältigen Heilwirkung verdankt Hafer ganz besonderen Ballaststoffen: den Beta-Glucanen. Diese können den Blutzuckerspiegel stabilisieren und haben zudem einen cholesterinsenkenden Effekt. Cholesterin und Blutzucker sind auch wichtige Stellschrauben, um Herz-Kreislauf-Erkrankungen vorzubeugen: Beide sollten möglichst niedrig gehalten werden.

Pancakes mit Frozen Beerenquark

Für 2 Personen
Zubereitung: 20 Minuten

25 g Weizenvollkornmehl
50 g Weizenmehl (Type 1050)
½ TL Weinsteinbackpulver
4 EL flüssiger Honig
Salz
100 ml Milch (3,5 % Fett; ersatzweise eine pflanzliche Alternative)
1 EL Mineralwasser (mit Kohlensäure)
1 EL Öl zum Braten (z. B. Rapsöl)
250 g Quark (20 % Fett)
200 g tiefgekühlte Heidelbeeren
1 EL gemahlener Mohn

Pro Portion: ca. 480 kcal, 24 g EW, 17 g F, 58 g KH

1. Für die Pancakes beide Mehlsorten mit dem Backpulver, 1 EL Honig und 1 Prise Salz in eine Rührschüssel geben. Nach und nach die Milch mit einem Schneebesen unterschlagen, bis ein glatter Teig entstanden ist. Zuletzt das Mineralwasser unterheben und den Teig etwa 5 Minuten ruhen lassen.

2. Anschließend das Öl in einer großen beschichteten Pfanne erhitzen und pro Pancake 1 bis 2 EL Teig in die Pfanne setzen (die Teigmenge ergibt 6 Pancakes). Die Teigkleckse backen, bis die Unterseite gebräunt und der Teig leicht gestockt ist. Dann die Pancakes wenden und die andere Seite ebenfalls bräunen. Die Pancakes aus der Pfanne nehmen und warm halten, bis der Frozen Quark fertig ist.

3. Für den Frozen Quark den Quark, die tiefgekühlten Heidelbeeren und 2 EL Honig in einen hohen Rührbecher geben und mit dem Stabmixer zu einer cremigen Eismasse pürieren.

4. Die Pancakes auf Tellern anrichten und den Frozen Quark danebensetzen. Den Quark mit dem Mohn bestreuen und mit dem restlichen Honig (1 EL) beträufeln.

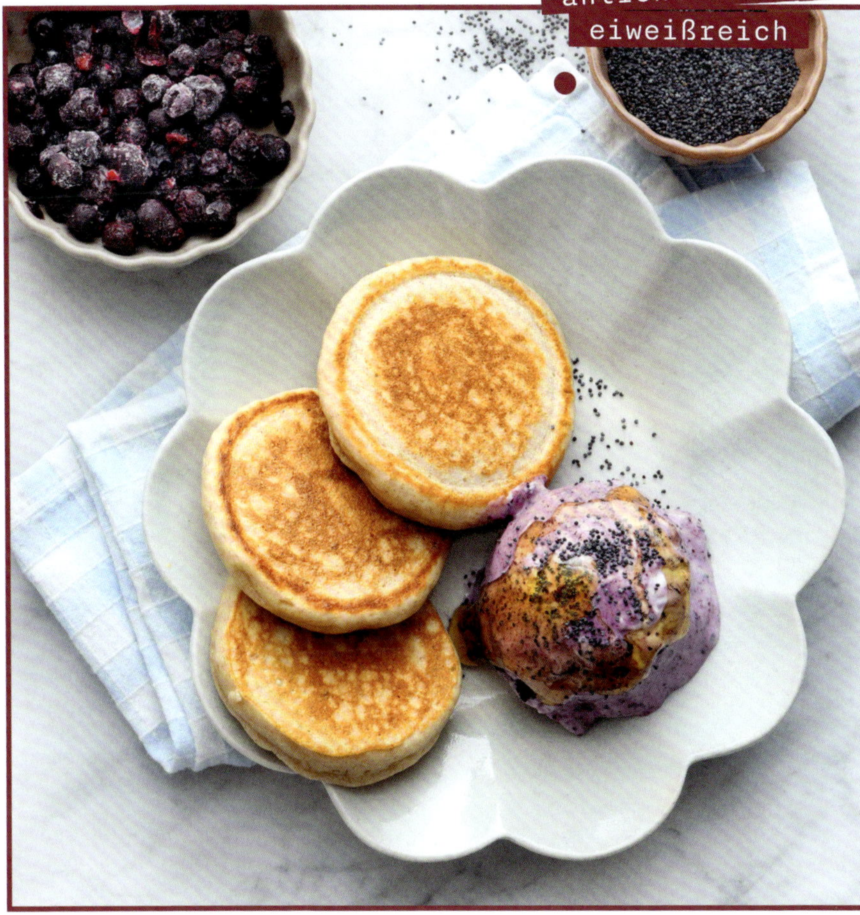

antientzündlich
eiweißreich

TIPP:

Das Quark-Eis macht aus diesem Dessert einen echten Protein-Booster. Der Vorteil: Wer ausreichend Eiweiß in seine Mahlzeiten integriert, bleibt länger satt und läuft nicht Gefahr, wegen Heißhungerattacken zu ungesunden Snacks und Fertigprodukten zu greifen. Alle, die abnehmen möchten, sollten ebenfalls auf proteinreiche Gerichte setzen.

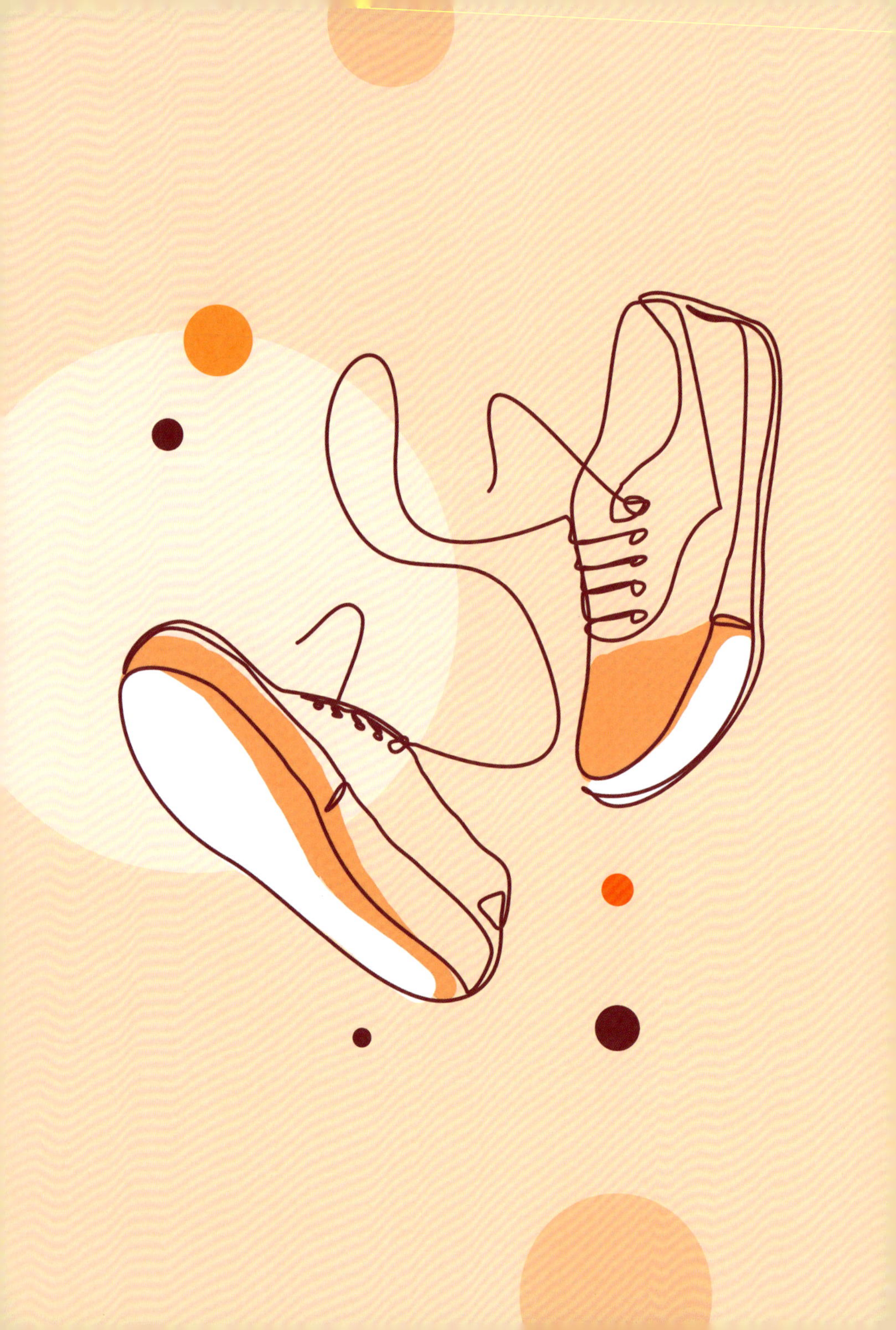

MEHR BEWEGEN MIT SANFTEM TRAINING

JETZT SIND AUSDAUER UND KRAFT GEFRAGT

Keine Sorge, niemand verlangt Höchstleistungen von Ihnen. Im Gegenteil: Um Bluthochdruck zu senken, ist sanftes Training die beste Therapie. Ob Sie Ihre Ausdauer verbessern, die Muskeln stärken oder Ihren Körper beweglich halten: Je mehr Sie machen, desto effektiver bauen Sie Druck ab. Sie sollten aber unbedingt auf die richtigen Sportarten und Übungen setzen und dürfen es nicht übertreiben. Nutzen Sie die nächsten Seiten als Anregungen, um loszulegen.

Der richtige Mix macht's: Ohne Bewegung geht es nicht

Sport wirkt wie ein natürlicher Blutdrucksenker. Deshalb sollte jeder ein passendes Programm für sich finden – und dabei die Bereiche Ausdauer, Beweglichkeit und Muskelaufbau abdecken.

„Ich und Sport? Das hat noch nie geklappt." Manche verbinden mit anstrengenden körperlichen Aktivitäten unangenehme Erinnerungen an den Sportunterricht in der Schulzeit und lehnen kategorisch ab. Andere sind überzeugt, gegen ihren inneren Schweinehund doch keine Chance zu haben oder schlichtweg zu alt zu sein, und treten gar nicht erst an. Und dann gibt es noch diejenigen, die übermotiviert in kürzester Zeit Sportskanonen werden möchten, schnell merken, dass der Körper das nicht mehr mitmacht, und frustriert wieder aufgeben. All das muss nicht sein. Wenn es darum geht, den Bluthochdruck mit zielgerichteter Bewegung zu senken, sollte man den großen Schritt vom Sesselsitzer zum Freizeitsportler behutsam angehen und sich dann langsam steigern. Das Herz-Kreislauf-System mag es ruhig und regelmäßig im festen Rhythmus. Davon wird nicht nur Ihr Blutdruck profitieren.

Es besteht heute kein Zweifel mehr daran, dass Bewegung ein effektiver Schutz vor einer ganzen Reihe von Erkrankungen ist. Sport hilft unter anderem gegen Übergewicht, Bauchfett und Diabetes Typ 2 – und hat selbst gegen Krebs und Demenz eine vorbeugende Wirkung. Wer aktiv ist, stärkt den Stoffwechsel, die Knochen, die Gelenke und das Immunsystem. Zudem macht es gute Laune, regelmäßig in Schwung zu kommen.

Ganzheitliche Kombination

Die besten Effekte für den Blutdruck erzielen Sie langfristig mit einer Kombination aus Ausdauereinheiten, Krafttraining und Dehnübungen. Ein kleines Programm dafür kann sich jeder selbst zusammenstellen. Auf den nächsten Seiten finden Sie Anregungen. Optimal ist es, wenn Sie den Empfehlungen der Weltgesundheitsorganisation folgen und auf 150 Minuten moderate

BEWEGTER ALLTAG

Machen Sie es sich nicht zu bequem. Überlegen Sie, bei welchen Gelegenheiten Sie Ihrem Körper ein bisschen mehr abverlangen können. Welche Strecken schaffe ich zu Fuß oder mit dem Rad? Wo kann ich die Treppe statt den Fahrstuhl nehmen? Die Einkäufe nach Hause tragen, eine Kiste Wasser in den Keller bringen, beim Telefonieren herumlaufen oder vor dem Fernseher ein paar Übungen machen – es gibt viele Möglichkeiten, sich im Alltag zwischendurch zu bewegen. Nutzen Sie sie!

Bewegung in der Woche kommen. Dabei ist (fast) alles erlaubt, was Ihnen Spaß macht. Nur sehr anstrengende Sportarten, die abrupte schnelle Bewegungen erfordern, sollten Sie meiden, wenn Sie nicht daran gewöhnt sind. Auch zu kräftiges Drücken oder Heben von Gewichten beim Krafttraining führt zu unerwünschten Blutdruckspitzen. Ebenfalls wichtig: Das Training sollte keinen Wettkampfcharakter haben und nicht stressen, sondern, im Gegenteil, Stress abbauen. Nicht umsonst heißt es, Bewegung wirkt wie ein Betablocker. Ausdauer, Kraft und Beweglichkeit: Wenn Sie von allem ein bisschen machen, sind Sie auch in Sachen Entspannung schon einen guten Schritt weiter – denn die reguliert ebenfalls den Blutdruck.

Ausdauer: Halten Sie durch

Wenn Sie Ihre Ausdauer stärken, weiten sich die Gefäße und der Fettstoffwechsel verbessert sich. Eine bewährte Methode zum Loslegen ist das Schrittezählen. Dafür können Sie das Handy nutzen oder einen Schrittzähler kaufen. Das erste Ziel sind 10 000 Schritte täglich. Wenn Sie sich damit eine Grundfitness zugelegt haben, probieren Sie etwas mehr. Jetzt geht es darum, die Intensität zu steigern, also sich stärker anzustrengen. Gehen Sie schneller und länger, bis aus den Spaziergängen

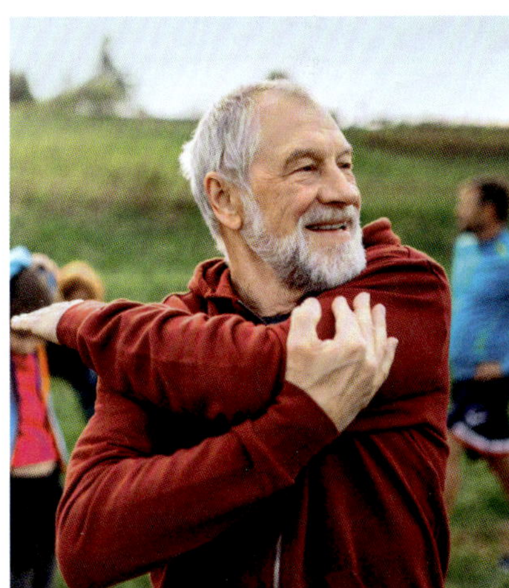

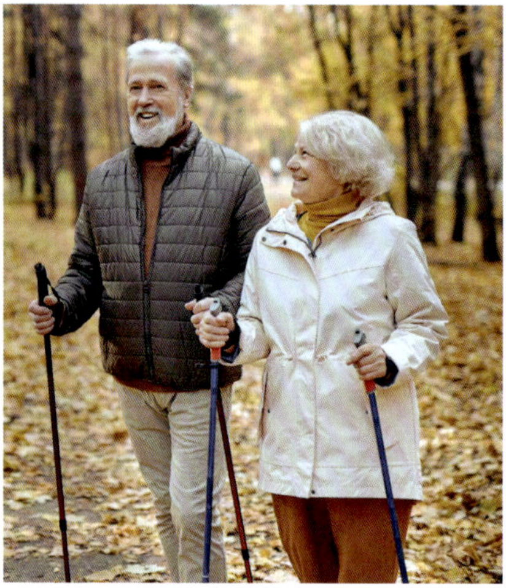

Nordic Walking wird. Wenn Sie dabei gut drauf sind und Ihre Gelenke mitspielen, wechseln Sie streckenweise zwischen Laufen und Gehen. Verkürzen Sie dabei die Geh-Intervalle so lange zugunsten der Laufzeiten, bis Sie Ihre Strecke leicht joggen können. Ansonsten bleiben Sie einfach bei geruhsamerem Nordic Walking.

Laufen ohne Schnaufen

Damit Sie nicht übertreiben, orientieren Sie sich an einer einfachen Vorgabe: Es muss möglich sein, dass Sie laufen, ohne zu schnaufen. Wenn Sie sich nebenbei noch unterhalten können, ist alles im grünen Bereich. Übrigens: Auch Radfahren, Schwimmen und Rudern sind prima Ausdauersportarten. Wer Musik mag, stärkt mit Tanzen Körper und Seele.

Nutzen Sie auch Ihren Urlaub für Aktivitäten. Pools laden zum Schwimmen ein, die Berge zum Wandern und Flüsse oder Seen mit Radwegen zum Radeln. Burgen, Schlösser, historische Altstädte und andere Sehenswürdigkeiten lassen sich mit Fußmärschen verbinden.

Kraft: Bauen Sie Muskeln auf

Vor allem im höheren Alter ist moderates Krafttraining ein echter Segen. Es galt lange als „No-go" unter den Sportarten für Menschen mit Hypertonie. Doch das ist inzwischen überholt. Forschungen zeigen: Sie müssen nicht nur wandern, walken, joggen, radeln oder schwimmen, Sie dürfen auch zu Hanteln greifen oder mit dem eigenen Körpergewicht die Muskeln stärken. Unter bestimmten Bedingungen kann diese Sportform den Blutdruck nämlich senken. Zu diesem Ergebnis kamen Forschende für eine Übersichtsarbeit über klinische Studien, die die Wirkung von Krafttraining auf den Blutdruck von Hypertonikern untersuchten. Der Grund: Muskelaufbau erhöht die Elastizität der Blutgefäße und setzt besonders viele sogenannte Myokine frei. Dabei handelt es sich um heilende Botenstoffe, die bei Muskelbewegungen entstehen, sich im ganzen Körper verteilen und neben dem Stoffwechsel auch die Gefäße fit halten.

Starres Haltetraining für die Gefäße

Im Rahmen der Forschungen stellte sich heraus, dass diejenigen optimale Voraussetzungen haben, die regelmäßig zweimal in der Woche bei mittlerer bis starker Belastung trainieren und das mindestens acht Wochen durchhalten. Fangen Sie langsam an und steigern Sie sich allmählich. Überwachen Sie dabei Ihren Blutdruck und lassen Sie sich ärztlich beraten, wenn Sie unsicher sind. Für Einsteiger haben sich sogenannte isometrische Übungen (also statische Kraftübungen) besonders bewährt, sie sind einer englischen Übersichtsstudie zufolge sogar effektiver als Ausdauer- und andere Kraftübungen. Das statische Training zeichnet sich dadurch aus, dass die Kraft ohne weitere Bewegungen einfach starr gehalten wird.

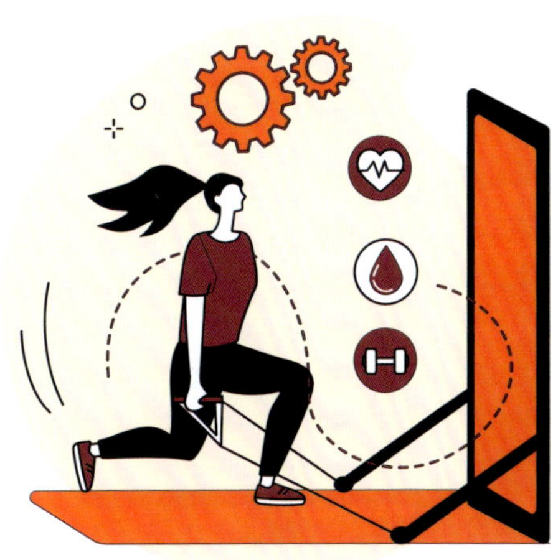

Typische Beispiele sind der Unterarmstütz oder der Wandsitz (siehe Seiten 116 und 117). Wichtig dabei: Atmen Sie immer ruhig und gleichmäßig und vermeiden Sie es unbedingt, die Luft anzuhalten (Pressatmung).

Dehnen: Bleiben Sie elastisch

Ähnlich wie beim Krafttraining wurde auch die positive Wirkung von Dehnübungen auf den Blutdruck erst vor Kurzem so richtig entdeckt. Der Hintergrund ist naheliegend: Ein beweglicher Körper verfügt auch über elastische Gefäße, die wiederum den Blutdruck niedrig halten, weil der Widerstand gegen den Blutfluss abnimmt. Das sogenannte Stretching mit Übungen für Rücken, Hüfte, Schultern, Gesäß und Beine erwies sich im Rahmen einer achtwöchigen Studie der kanadischen Universität Saskatoon sogar als etwas effektiver als zügiges Spazierengehen. Während der Untersuchung gingen die Werte der Probandinnen und Probanden (im Durchschnittsalter von 60 Jahren) aus der Stretchinggruppe im Vergleich zu denen einer Walkinggruppe stärker herunter. Die Forschenden betonen aber, dass niemand sein Walkingprogramm deshalb zugunsten reiner Dehnübungen aufgeben sollte. Am besten für den Blutdruck ist eine Kombination aus beidem.

Isometrische Übungen: Muskeltraining auf die sanfte Tour

Anders als bei normalem Training zum Kraftaufbau verharrt der Körper bei sogenannten isometrischen Übungen, statt sich zu bewegen. So bleibt der Blutdruck niedrig. Machen Sie ruhig mehrmals in der Woche diese fünf Kraftübungen.

1. Wandhocke

für Po- und Oberschenkelmuskeln

Stellen Sie sich aufrecht an eine Wand oder (um die Tapete zu schonen) in einen Türrahmen. Rutschen Sie dann mit dem Rücken herunter, bis die Kniegelenke im rechten Winkel stehen, so, als würden Sie auf einem Stuhl sitzen. Drücken Sie die untere Wirbelsäule gegen die Wand.

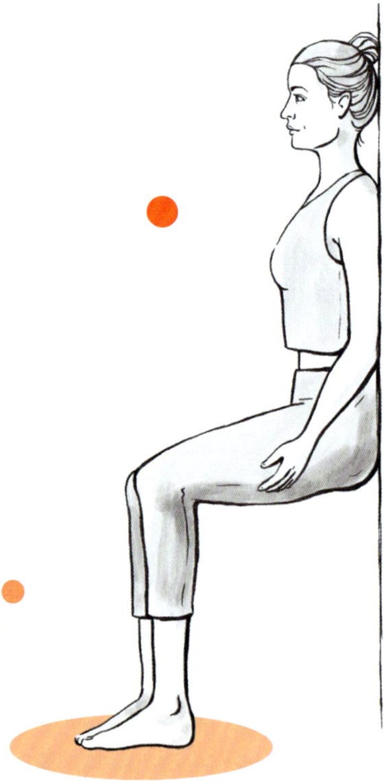

Wie lange?

Anfänger sollten versuchen, die Position 20 Sekunden zu halten, Fortgeschrittene zwischen 30 und 60 Sekunden. Wer gut in Form ist, schafft mehr als 1 Minute.

2. Unterarmstütz

für die Rumpfmuskulatur

Der Stütz auf den Unterarmen (englisch: plank) gilt als Klassiker unter den isometrischen Übungen. Dabei stärken Sie vor allem die Rumpfmuskulatur, doch auch der Rest des Körpers muss sich anstrengen und Muskeln aktivieren. Beginnen Sie in der Bauchlage auf dem Boden. Stützen Sie sich auf den Unterarmen (etwa hüftbreit) und den Fußspitzen ab. Heben Sie die gesamte Körpermitte nach oben. In dieser Position halten Sie sich, solange Sie die Kraft dafür haben.

Wie lange?

Versuchen Sie zunächst, den Plank 30 Sekunden zu halten. Später – oder wenn Sie schon fit genug sind – steigern Sie sich auf 1 Minute und mehr.

BEACHTEN SIE BITTE BEI ALLEN ÜBUNGEN, DASS ...

... Sie nicht die Luft anhalten. Atmen Sie durchgehend tief und ruhig ein und aus, damit es nicht zu Blutdruckspitzen kommt und die Muskeln ausreichend mit Sauerstoff versorgt werden.

... Technik vor Dauer geht. Halten Sie die Übungen nur so lange, wie Sie sie richtig ausführen können.

Wichtig:

Halten Sie den Kopf als Verlängerung der Wirbelsäule – er darf nicht abgeknickt werden. Auch der Rücken muss gerade bleiben und sollte nicht ins Hohlkreuz fallen.

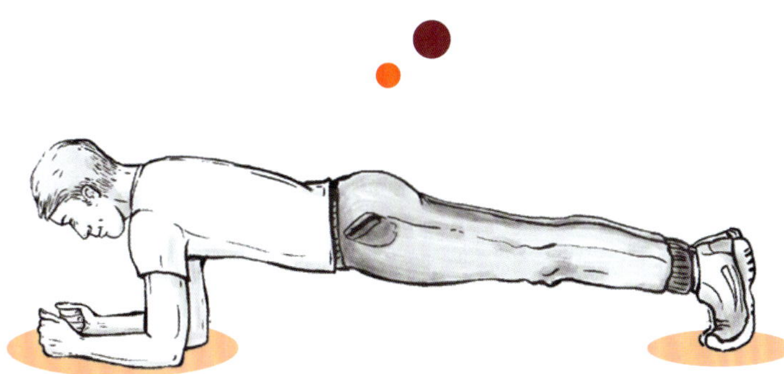

3. Beckenbrücke

für die Oberschenkelrückseite

Mit dieser Übung (auch bekannt unter dem Namen Beckenlift oder Brücke) stärken Sie die Rückseite der Oberschenkel sowie das Gesäß – und tun dabei auch dem Rücken etwas Gutes. Legen Sie sich flach auf den Boden und winkeln Sie die Beine im 90-Grad-Winkel an. Die Arme sind seitlich neben dem Körper abgelegt. Heben Sie das Becken hoch und halten Sie die Position (siehe Abb. unten).

Wie lange?

30 Sekunden sind für Anfänger okay. Steigern Sie sich später auf 1 Minute und mehr.

Wichtig:

Heben Sie das Becken so weit hoch, dass das Gesäß nicht „durchhängt". Oberkörper und Oberschenkel sollten eine gerade Linie bilden.

Wenn Sie mehr wollen, schieben Sie die Füße weiter weg vom Gesäß. Noch schwieriger wird es, wenn Sie die Übung auf einem Bein machen und das zweite gestreckt anheben. 20 bis 30 Sekunden halten, später bis zu 1 Minute (siehe Abb. ganz unten).

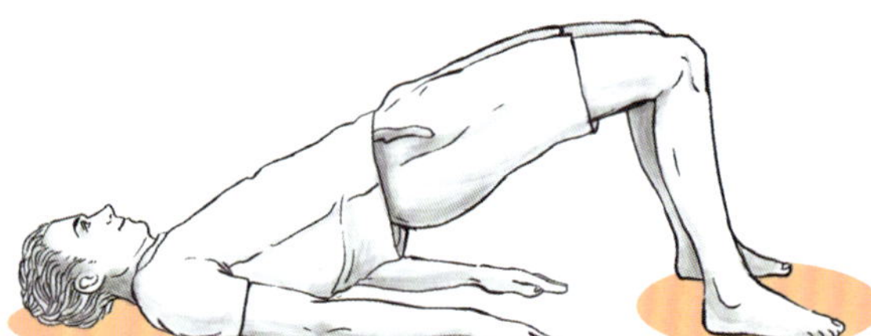

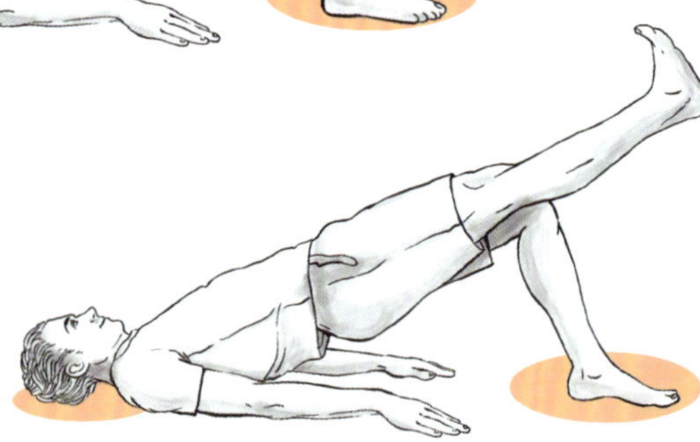

4. Superman/Superwoman

für einen starken Rücken

Diese Übung für Supermänner und -frauen beginnt in der Bauchlage auf dem Boden. Strecken Sie zuerst die Arme lang nach vorne und die Beine lang nach hinten aus. Spannen Sie die Schultern und die Körpermitte an. Heben Sie die Arme und Beine gleichzeitig hoch – so weit, dass nur noch der Bauch den Boden berührt. Halten Sie die Position.

▶ **Wie lange?**

10 bis 20 Sekunden sind ein guter Einstieg. Steigern Sie sich danach in kleinen Schritten – zum Beispiel jede Woche um jeweils 5 bis 10 Sekunden. Wichtig: Damit die Übung keine Verspannungen im Bereich der Halswirbelsäule auslöst, muss der Kopf gerade (also als Verlängerung der Wirbelsäule) gehalten werden.

NUR MIT DEM EIGENEN KÖRPERGEWICHT

Ob zu Hause, in der Arbeitspause oder im Hotelzimmer: Der große Vorteil dieser isometrischen Übungen besteht darin, dass Sie sie überall machen können und keinerlei Geräte dafür brauchen. Sie trainieren nur mit Ihrem Körpergewicht.

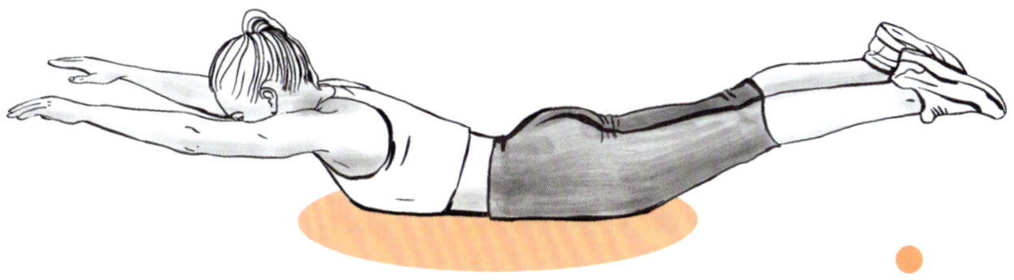

5. Reverse Plank

für eine muskulöse Rückseite

Wandeln Sie den Klassiker ab, indem Sie sich dabei umdrehen. Für den Unterarmstütz rückwärts (Reverse Plank) setzen Sie sich mit ausgestreckten Beinen auf den Boden und stellen die Hände neben dem Po auf. Spannen Sie Bauch und Beine kräftig an, um den Körper gestreckt nach oben zu heben. Halten Sie die Position.

Wie lange?

Als Anfänger versuchen Sie, auf 10 bis 15 Sekunden Haltezeit zu kommen. Später steigern Sie sich auf 15 bis 30 Sekunden, danach auf mehr als 30.

Wichtig:

Hierbei kommt es auf eine saubere Haltung an. Der Rücken muss gestreckt bleiben und darf nicht ins Hohlkreuz gehen. Heben Sie also das Gesäß nicht zu weit nach oben. Sie bauen Spannung auf, indem Sie den Bauch einziehen, die Knie durchdrücken und den Po anspannen. Wenn Ihre Handgelenke (noch) nicht stark genug für diese Übung sind, machen Sie sie statt auf gestreckten Armen auf den Unterarmen.

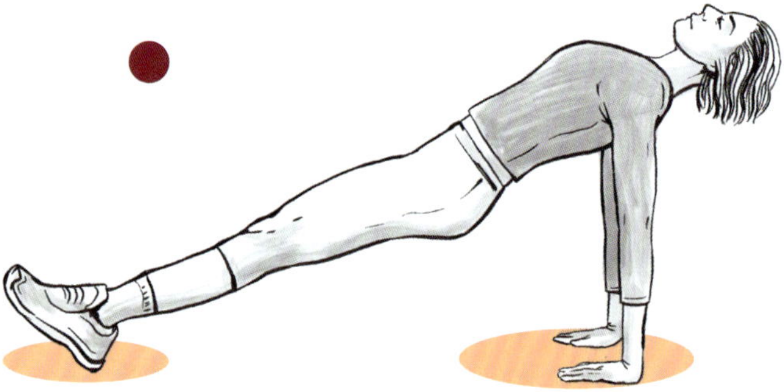

Dehnübungen:
Immer schön elastisch bleiben

Mit wenigen Übungen können Sie den ganzen Körper behutsam dehnen, um die Blutgefäße flexibel zu halten. Sie sollten dafür mehrmals pro Woche ein bisschen Zeit investieren. Wenn Sie fit genug sind, machen Sie die Übungen ruhig zwei- oder dreimal.

1. Rückendehnung

mit Entspannung

Diese leichte Übung für die Dehnung von Schultern und Rücken fördert nicht nur die Beweglichkeit, sondern auch die Entspannung. Gehen Sie in den Vierfüßlerstand und strecken Sie die Arme möglichst weit nach vorne – so weit, bis Sie die Dehnung in den Schultern und im ganzen Rücken spüren.

Wie lange?

Entspannen Sie in dieser Position 15 bis 20 Sekunden.

BEACHTEN SIE BITTE, DASS ...

- ... Sie sich vor den Übungen etwa 3 Minuten aufwärmen, indem Sie schnell und locker auf der Stelle gehen oder laufen.
- ... Sie jede Bewegung langsam ausführen. Die Dehnposition wird nur gehalten – federn Sie nicht dabei.
- ... Sie nicht die Luft anhalten, sondern tief und bewusst atmen.

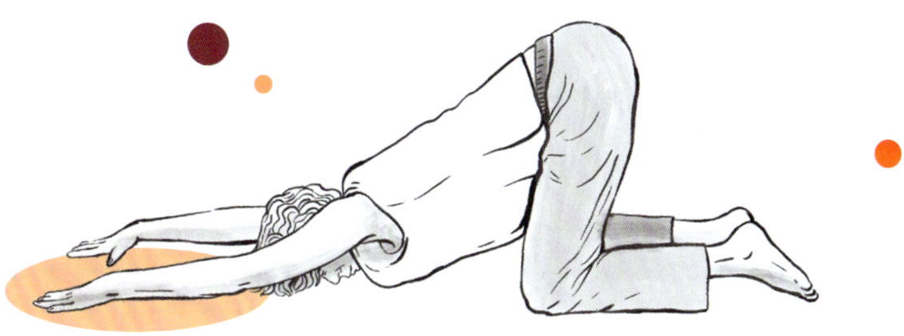

2. Hüftdehnung

auch gegen Rückenschmerzen

Die hintere Hüfte dehnen und gleichzeitig dem Rücken etwas Gutes tun: Das ist das Ziel dieser Übung. Beginnen Sie in Rückenlage auf dem Boden. Winkeln Sie ein Bein an und ziehen Sie es mit beiden Händen möglichst nah zum Oberkörper. Das andere Bein bleibt lang gestreckt auf dem Boden. So werden verspannte Rückenmuskeln gelockert (siehe Abb. unten).

Wie lange?

Halten Sie jede Seite zunächst 15, später 30 Sekunden.

Wenn Sie mehr wollen und den hinteren Oberschenkel zusätzlich dehnen möchten, strecken Sie das obere Bein so weit, wie Sie kommen, solange das untere Bein gestreckt am Boden bleibt (siehe Abb. ganz unten).

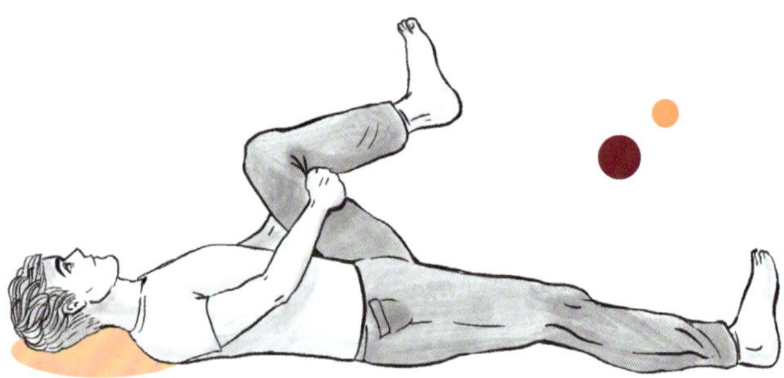

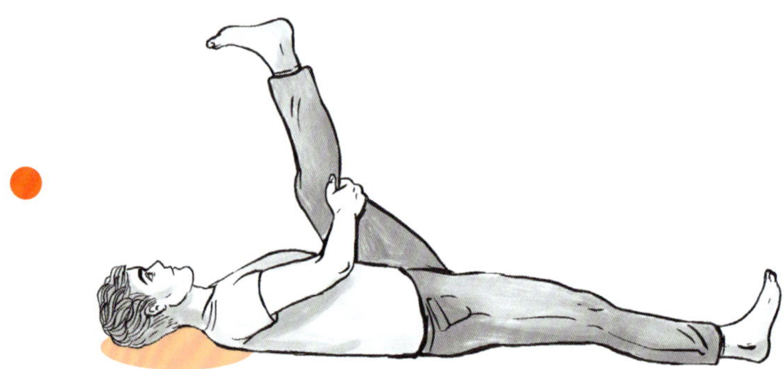

3. Oberschenkelstrecker

im Stehen

Jetzt ist die Vorderseite der Oberschenkel dran. Stellen Sie sich aufrecht hin. Umfassen Sie einen Fuß am Gelenk und ziehen Sie ihn Richtung Gesäß. Wenn Sie dabei aus dem Gleichgewicht geraten, halten Sie sich an einer Wand, einer Stuhllehne oder einem Tisch fest. Zur Schulung des Gleichgewichts können Sie die Übung natürlich auch freihändig machen.

▶ **Wie lange?**

Halten Sie die Position auf jeder Seite mindestens 15 Sekunden, später 20 und wenn Sie richtig gut geworden sind, auch 30 Sekunden.

Wenn Sie mehr wollen und die Übung sicher schaffen, ohne sich festzuhalten, versuchen Sie, dabei die Augen zu schließen. Das stärkt zusätzlich Ihr Balancegefühl.

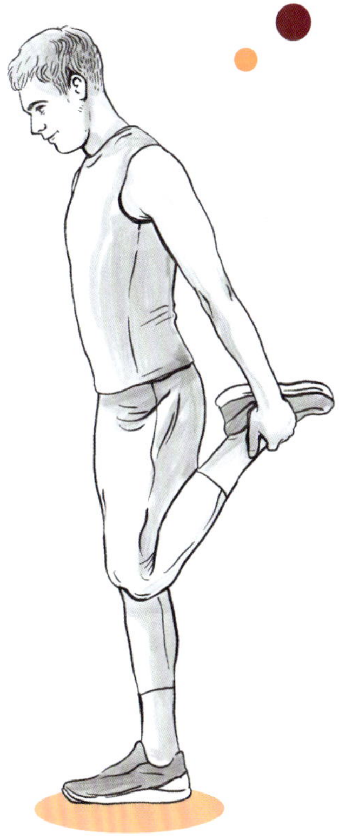

4. Wadenstretching

an der Wand

Stellen Sie sich vor eine Wand. Machen Sie einen Schritt nach vorne, sodass die Füße in die Schrittstellung gehen. Stützen Sie sich mit den Händen an der Wand ab, während Sie das vordere Knie langsam Richtung Wand verlagern. Die Ferse bleibt am Boden, der Oberkörper ist aufrecht. Wenn Sie die Dehnung in der hinteren Wade spüren, machen Sie die Übung richtig (siehe Abb. unten links).

Wie lange?

Halten Sie jede Seite zunächst 15 bis 20 Sekunden, später auch länger.

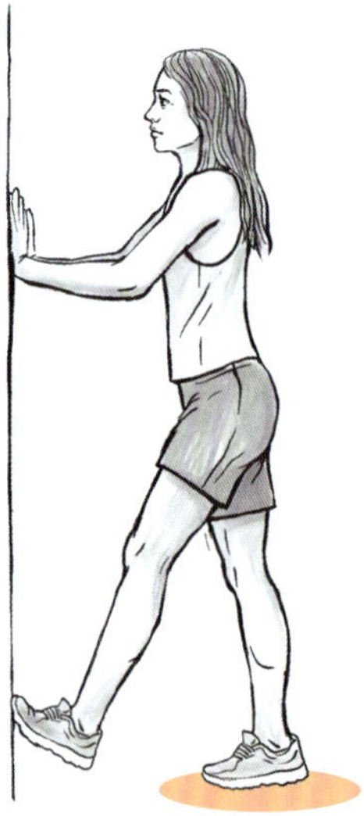

Wenn Sie mehr wollen, vergrößern Sie den Abstand zwischen den Füßen und zwischen dem vorderen Fuß und der Wand. Der Oberkörper wird dabei nach vorne gerichtet (siehe Abb. unten rechts).

Die Übung eignet sich besonders für diejenigen, die im Alltag oder im Beruf viel stehen müssen. Als sogenannte Ausgleichsübung kann sie auch Rückenschmerzen vorbeugen beziehungsweise lindern.

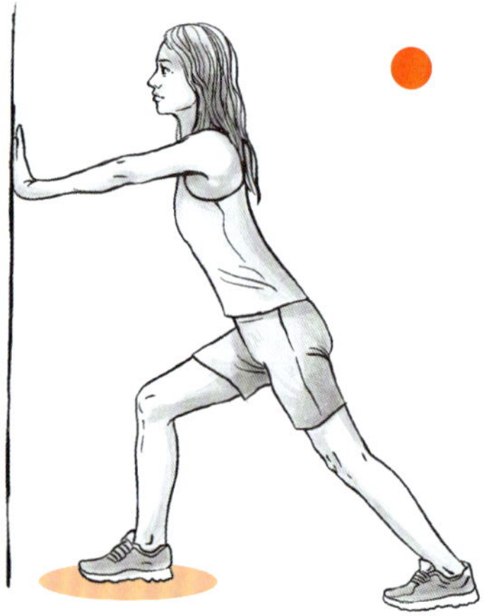

5. Schultern dehnen

über Kopf und vor dem Körper

Stellen Sie sich mit den Beinen schulterbreit auf. Für die Dehnung über Kopf führen Sie einen gebeugten Arm über den Kopf und ziehen mit der freien Hand am Ellenbogen zur gegenüberliegenden Schulter – bis Sie einen leichten Widerstand spüren. Bleiben Sie dabei aufrecht und knicken Sie den Kopf nicht nach vorne ab.

Führen Sie eine Hand auf die gegenüberliegende Schulter und heben Sie den Ellenbogen auf die gleiche Höhe. Greifen Sie mit der freien Hand nach dem Ellenbogen und ziehen Sie ihn in Richtung der gegenüberliegenden Schulter, bis Sie an die Widerstandsgrenze kommen. Dabei ist es wichtig, dass der Ellenbogen während der Dehnung oben bleibt und nicht auf die Brust abgesenkt wird.

Wie lange?

Halten Sie die Dehnung bei beiden Übungen 10 bis 20 Sekunden auf jeder Seite. Machen Sie ruhig zwei oder drei Durchgänge.

Wichtig zu wissen:

Wenn die Schulterübungen zusätzliche Schmerzen über einen leichten Dehnungsschmerz hinaus verursachen, sollten Sie sie abbrechen und mit Ihrer Ärztin oder Ihrem Arzt darüber sprechen.

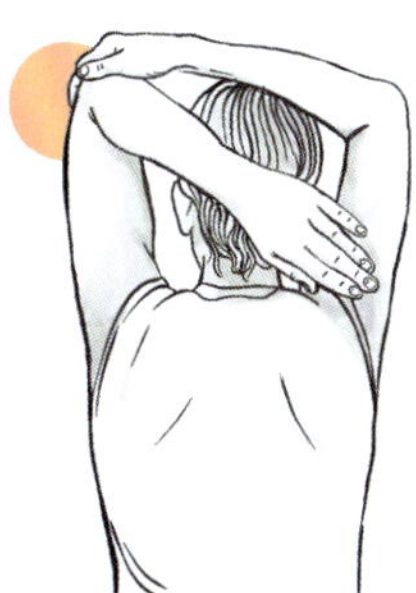

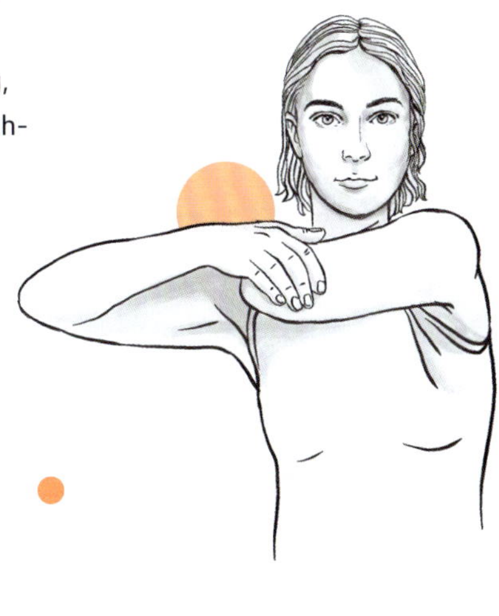

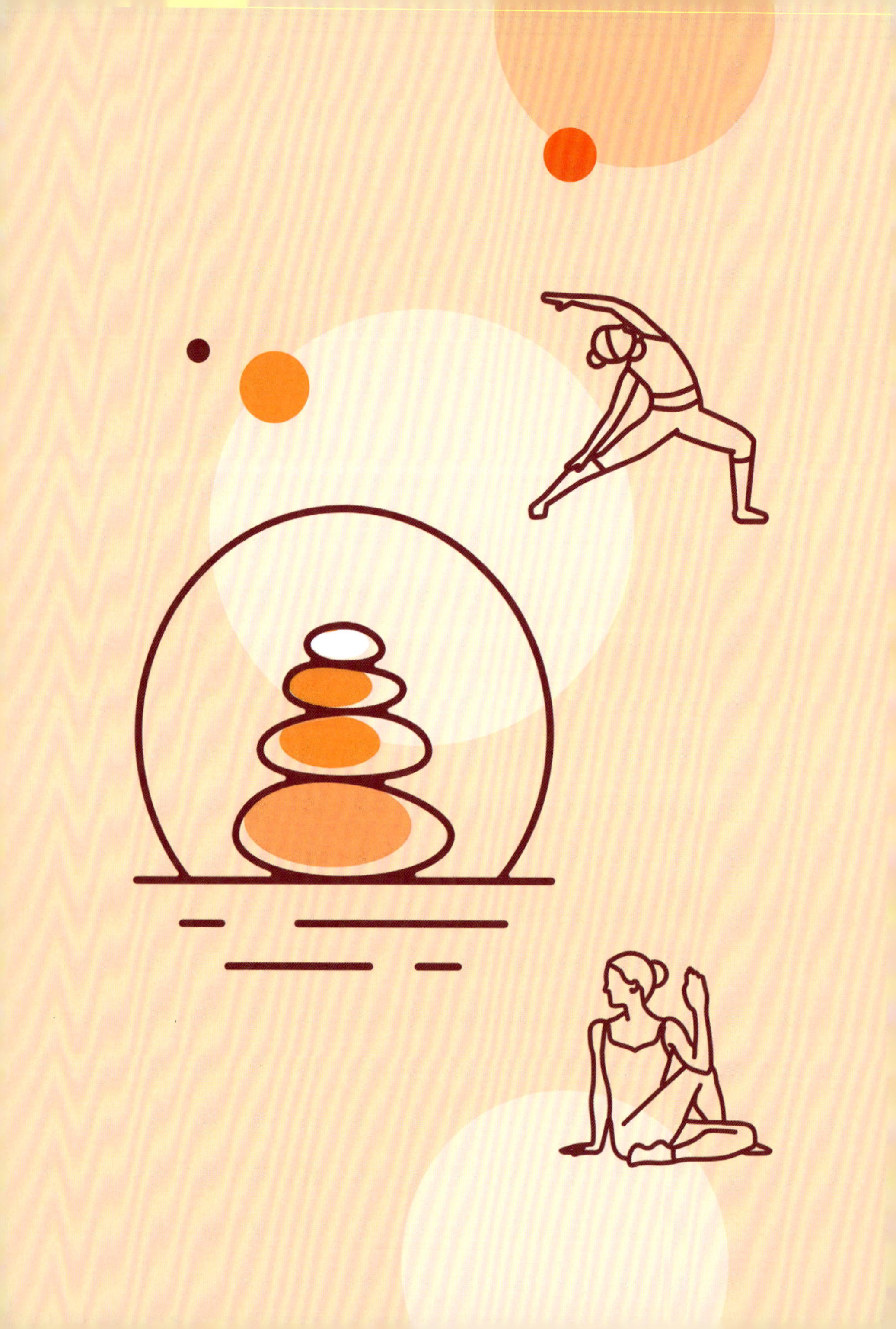

GUTES FÜR DIE SEELE

BLEIBEN SIE IN DER BALANCE

Dauerstress gehört zu den wichtigsten Ursachen für eine Hypertonie. Zum Glück lässt sich dagegen einiges tun – und das ist nicht nur für die Gefäße entlastend, sondern auch für Sie persönlich sehr angenehm. Auf den nächsten Seiten finden Sie Anregungen für lauter schöne Dinge, die Sie sich Ihrem Blutdruck zuliebe künftig häufiger gönnen sollten: sei es eine Massage, ein Waldspaziergang, eine Atmenübung – oder einfach, dass Sie öfter eine Pause einlegen.

Mehr Achtsamkeit,
um besser durchzuhalten

Mit Achtsamkeit gegen Bluthochdruck? Das funktioniert nachweislich, denn es hilft dabei, Stress sofort abzubauen und gute Vorsätze in Sachen gesunder Lebensstil einzuhalten.

„Seien Sie achtsam, dann wird vieles leichter." Vielleicht haben Sie diesen Satz schon mal gehört, wissen aber nicht so recht etwas damit anzufangen. Achtsamkeitstraining ist in den letzten Jahren zum regelrechten Hype geworden und wird häufig wie eine Art Allheilmittel eingesetzt: gegen Schmerzen, Depressionen, Schlafstörungen, Konzentrationsprobleme – und auch gegen Bluthochdruck. Dass es tatsächlich funktioniert, belegt eine Studie des Mindfulness Center der Universität in Providence (USA). Dort kamen Forschende zu dem Ergebnis, dass sich der Druck in den Gefäßen innerhalb von einem halben Jahr um durchschnittlich 5,9 mmHg senken kann, wenn die Standardtherapien mit Achtsamkeitstraining unterstützt werden. Passiert das nicht, bleibt es der Untersuchung zufolge bei einer Absenkung um nur 1,4 mmHg.

Bei Achtsamkeitsübungen geht es darum, eigene negative Gedanken nicht zu bewerten. Ungute Gefühle sollen nicht unterdrückt werden – man soll sich von ihnen aber auch nicht sprichwörtlich herunterziehen lassen. Wer entsprechende Techniken beherrscht, kann sie anwenden, um zum Beispiel besser mit Stress umzugehen, gesünder zu essen, mehr Sport zu treiben oder weniger Alkohol zu trinken. Denn meist ist es unangenehmer Stress, der Fortschritte verhindert, wenn es um neue Gewohnheiten geht.

Oft tun wir das übrigens automatisch, indem wir uns nicht verrückt machen, auch wenn wir uns so fühlen. Wir lassen uns nicht tiefer in den Stresskreislauf hineinziehen, indem wir kurz zur Ruhe kommen. „Da muss ich erst mal tief durchatmen", heißt es dann. Die Wirkung ist erstaunlich: Bereits nach drei tiefen Atemzügen senken sich der Blutdruck und der Puls. Noch mehr können Sie mit gezielten Achtsamkeitsübungen erreichen (siehe Kasten rechts).

NOTFALLPLÄNE FÜR DIE SEELE: DREI LEICHTE ÜBUNGEN ZUM ENTSPANNEN

Mit allen Sinnen in den Urlaub

Setzen oder legen Sie sich hin und schließen Sie die Augen. An welchen schönen Urlaubsort erinnern Sie sich? Begeben Sie sich in Gedanken dorthin und spüren Sie mit allen Sinnen, was Ihnen dort gutgetan hat. War es die wärmende Sonne auf der Haut, der weiche Sand unter den Füßen am Strand, der weite Blick über hohe Berggipfel oder der herrliche Duft nach Meer? Nehmen Sie sich ein paar Minuten Zeit für diesen „Kurzurlaub" und versetzen Sie sich mit allen Sinnen in Ihr persönliches Paradies.

Den Stress weglächeln

Es ist erwiesen: Auch wenn Sie nicht besonders glücklich sind, kann ein erzwungenes Lächeln die Stimmung heben. Für die Lächelübung setzen Sie sich auf einen Stuhl, die Füße stehen fest auf dem Boden. Legen Sie die Hände auf den Bauch und atmen Sie ein paar Minuten lang tief ein und aus. Dabei strahlen sie – möglichst von ganzem Herzen. Das signalisiert dem Gehirn, dass Ihre Lage trotz Stress gut ist. Als Reaktion schüttet es Wohlfühlhormone aus, die glücklich machen. Der Grund dafür: Der Gesichtsmuskel zwischen Wange und Auge drückt auf den Nerv, der die fröhliche Stimmung ans Gehirn weiterleitet.

Muskelentspannung für Aktive

Wer gerne körperlich aktiv ist, kann mit der sogenannten progressiven Muskelentspannung nach Jacobson gut zur Ruhe kommen. Als kleine Auszeit zwischendurch eignet sich die Kurzform. Dafür legen Sie sich hin und spannen den ganzen Körper 7 Sekunden lang an. Danach lassen Sie alle Muskeln wieder los. Den Wechsel machen Sie ein paarmal. Danach sind Kopf und Schultern dran. Spannen Sie das Gesicht, den Nacken und die Schultern 7 Sekunden lang an (auch das wird ein paarmal wiederholt), bevor die Arme, die Hände (erst links, dann rechts) und der Rumpf an der Reihe sind. Zum Abschluss spannen Sie Gesäß, Beine und Füße (ebenfalls erst links, dann rechts) an. Auch dabei wird jeweils 7 Sekunden gehalten und wieder losgelassen.

Hohe Werte senken – so geht's ganz nebenbei

Sport treiben, auf Alkohol verzichten, die Fertigpizza links liegen lassen oder Medikamente nehmen: Viele Maßnahmen gegen Hypertonie erfordern Disziplin. Sie können zum Glück aber auch ohne große Anstrengung etwas für Ihren Blutdruck tun ...

Regelmäßig Pausen machen

Eigentlich sollte es selbstverständlich sein, dass man sich nach anstrengenden Phasen kurz ausruht. Leider gibt es bei uns, anders als in südlichen Ländern, keine Siesta-Kultur. Wir arbeiten viel zu oft ohne Unterbrechung und lassen dem Blutdruck keine Chance, zwischendurch zu sinken. Gönnen Sie sich regelmäßig ein bisschen Zeit zum Herunterkommen. Sie können nur die Augen

TIPP:

Bachs Orchestersuite

Musik kann trösten, entspannen oder uns in Schwung bringen. Die meisten Menschen lassen sich gerne von Tönen aller Art beeinflussen. Die stärkste Heilkraft gegen Bluthochdruck hat dabei klassische Musik von Bach und Mozart. Sie senkt die Herzfrequenz, beruhigt die Atmung und reduziert Stresshormone. Eine Studie der Universitätsklinik Marienhospital Herne zeigte, dass Bachs Orchestersuite Nr. 3 den Blutdruck um 7,5 zu 4,9 mmHg senken kann, also zum Beispiel von 140 zu 90 mmHg auf etwa 132 zu 85 mmHg.

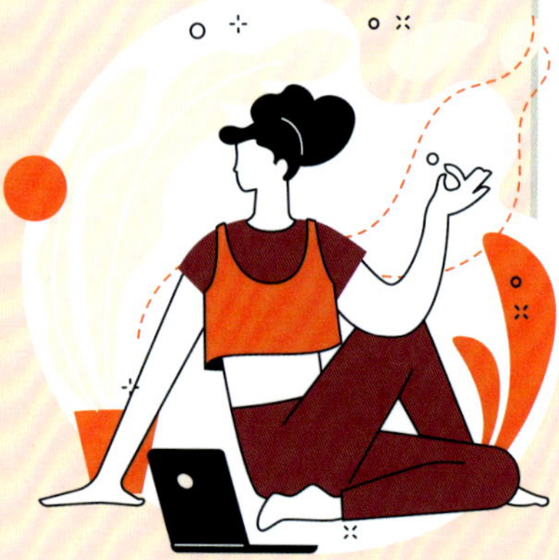

schließen und tief durchatmen oder einen kurzen Mittagsschlaf machen. Etwa 20 Minuten sind ideal.

Schonend schwitzen

Sauna ist nichts für Hypertoniker, heißt es häufig. Doch so allgemein gilt das nicht. Wer regelmäßig schwitzt, kann sein Risiko für Herz-Kreislauf-Erkrankungen um bis zu 70 Prozent senken. Wärme wirkt gefäßerweiternd, blutdrucksenkend und auch stressreduzierend. Man darf es allerdings nicht übertreiben. Hypertoniker sollten schonende Formen wählen. Also lieber bei 40 bis 60 Grad statt bei 95 schwitzen und danach an die frische Luft gehen, statt ins eisige Tauchbecken zu steigen. Nur wer eine Herzkrankheit oder Werte über 180/110 mmHg hat, der sollte die Sauna meiden.

Länger im Urlaub bleiben

Längere Reisen am Stück sind meist erholsamer als viele kleine Trips zwischendurch. Deshalb senken lange Urlaube den Blutdruck effektiver. Der Körper kann sich besser an ein anderes Klima gewöhnen, wenn er mehr Zeit dafür hat. Auch ist es leichter, in einen neuen Medikamentenrhythmus zu finden, wenn die normale Taktung während der Reise geändert werden muss.

Bewusst atmen

Einfache Atemtechniken haben große Wirkung. Allein schon, wenn Sie regelmäßig bewusst tief ein- und ausatmen, können Sie Effekte erzielen, die denen von blutdrucksenkenden Medikamenten entsprechen. Eine simple Technik: Atmen Sie mindestens 10 Minuten lang jeweils 4 Sekunden ein und 6 Sekunden wieder aus. Es konnte nachgewiesen werden, dass der obere Wert bei diesem entschleunigten Atmen um durchschnittlich 8 mmHg sinkt.

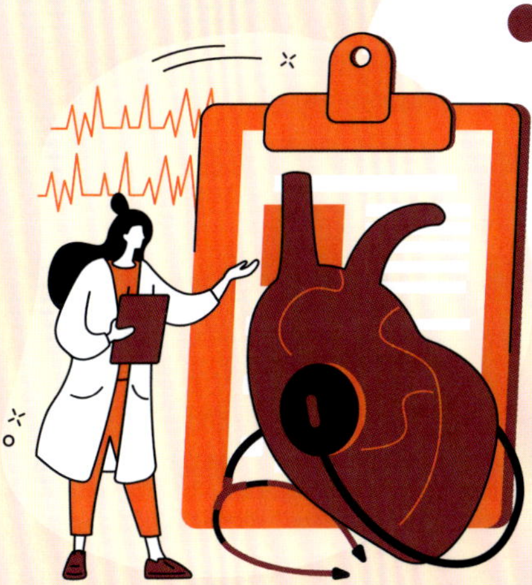

Ausreichend schlafen

Schlafen Sie sich gesund! Denn bei Schlafstörungen steigt das Risiko für eine Hypertonie um das Eineinhalb- bis Dreifache. Bleibt die nächtliche Absenkung, das sogenannte Dipping, immer wieder aus, drohen Herz-Kreislauf-Erkrankungen. Besonders gefährdet sind Menschen mit viel Stress, nächtlichen Atemaussetzern (Schlafapnoe) und Schlafmangel. Dagegen helfen Maßnahmen der Schlafhygiene (fester Rhythmus, Entspannung vorm Ins-Bett-Gehen, Alkohol- und Bildschirmverzicht am Abend). Reicht das nicht, kann man die Ursachen in der Arztpraxis oder in einem Schlaflabor abklären lassen.

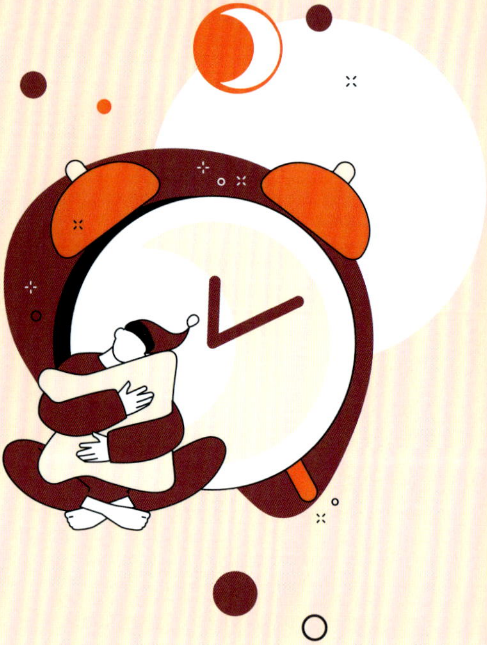

Öfter mal singen

Aufrechte Haltung, Einatmen bis tief in den Bauch hinein und langsames, kraftvolles Wiederausatmen: Beim Singen betreiben wir von ganz allein intensives Atemtraining, das die Herzfrequenz stabilisiert und den Blutdruck senkt. Dabei wird auch das Stresshormon Cortisol heruntergefahren. Wir fühlen uns zufrieden und ausgeglichener. Ein guter Grund, nicht nur im Chor zu singen, sondern auch zwischendurch immer mal wieder ein Liedchen zu trällern. 10 Minuten laut singen wirkt auf den Kreislauf ähnlich positiv wie Dehnübungen oder leichter Sport.

Fußbad im Wohnzimmer

Machen Sie eine kleine Kneippkur, für die Sie sich kein Wasser-Tretbecken suchen müssen. Mit zwei Schüsseln geht's auch zu Hause. Füllen Sie sie mit Wasser – eine kühl (um 18 °C) und eine schön warm (36 °C). Halten Sie die Füße zum Start etwa 5 Minuten ins warme Wasser und dann 10 bis 15 Sekunden ins kalte. Danach wiederholen Sie den Wechsel noch einmal, bevor Sie in warme Socken schlüpfen, sich kurz warm laufen und ins Bett gehen. Das trainiert die Gefäße, die sich bei Kältereizen zusammenziehen und bei Wärme wieder weiten.

Sachlich im Konfliktfall

Konflikte können uns regelrecht zur Weißglut bringen und insbesondere den systolischen Wert nach oben treiben. Im zwischenmenschlichen Bereich lassen sich Meinungsverschiedenheiten kaum vermeiden, sie müssen aber nicht zwangsläufig zu Bluthochdruck führen. Meist geht es eher um Emotionen als um Inhalte. Bleiben Sie bei Auseinandersetzungen sachlich. Tragen Sie Ihre Argumente vor und gehen Sie auf die Ihres Gegenübers ein, ohne sie oder ihn persönlich zu verletzen. Lassen Sie etwas Zeit vergehen, wenn Sie sich nicht beruhigen können, und nehmen Sie „abgekühlt" einen neuen Anlauf.

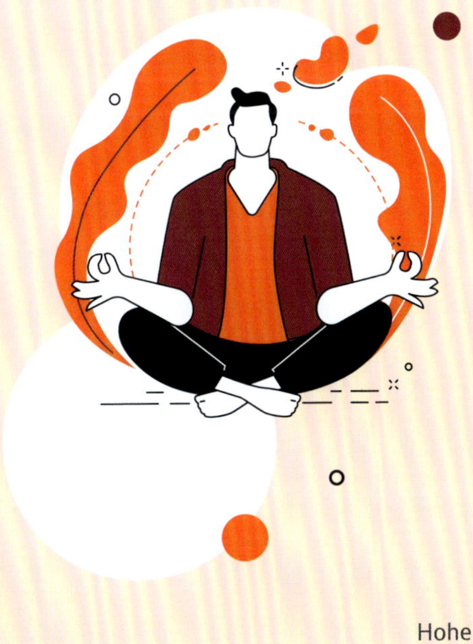

Lavendel aufs Herz

Lavendel lindert Beschwerden wie Angst, Unruhe, Schlafstörungen, Bluthochdruck, einen erhöhten Puls, Gefühle der Überforderung und Überreizung. Machen Sie sich eine sogenannte Lavendelherzauflage, wenn Sie innerlich aufgewühlt sind und nicht zur Ruhe kommen. Dafür ziehen Sie sich zu Hause an einen ruhigen Ort zurück. Reiben Sie die Haut in der Herzgegend mit Lavendelöl ein. Dann legen Sie zuerst ein feuchtes kaltes Geschirrtuch darauf und ein Frotteehandtuch darüber. Lassen Sie die Anwendung eine halbe Stunde wirken.

Für die innere Balance

Ständiger Stress führt zu dauerhaft hohem Blutdruck, da das autonome Nervensystem, insbesondere der Sympathikus, Stresshormone freisetzt und das Herz schneller pumpt. Der Parasympathikus fördert dagegen Entspannung und Regeneration. Er verlangsamt den Herzschlag und senkt den Druck in den Gefäßen. Ein gesunder Blutdruck erfordert eine Balance zwischen Sympathikus und Parasympathikus. Das erreichen Sie zum Beispiel mit ruhigen, konzentrierten Bewegungen. Entspannungsverfahren wie Yoga, Qigong, Tai-Chi, Muskelentspannung nach Jacobson (siehe Seite 131) oder autogenes Training helfen dabei.

Massagen genießen

Herunterkommen in kurzer Zeit: Gönnen Sie sich hin und wieder mal eine Massage. Gleichgültig, ob Sie in eine professionelle Massagepraxis gehen oder Ihre Partnerin beziehungsweise Ihren Partner dazu überreden können: Der Blutdruck profitiert nachweislich davon. Auch kleine Selbstmassagen im Gesicht oder im Nackenbereich wirken Forschungen der Universität Leeds zufolge blutdrucksenkend.

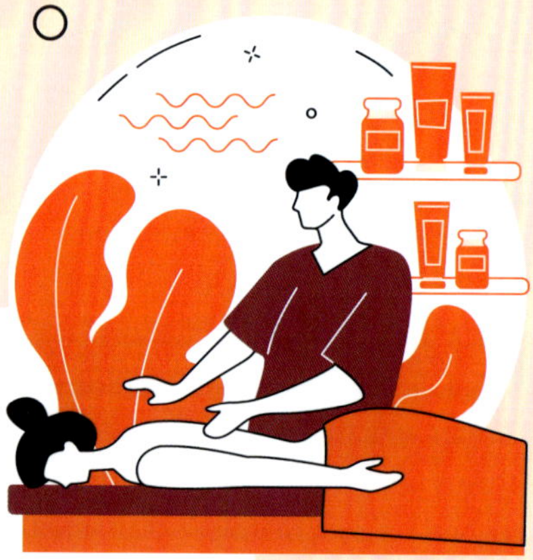

Entspannter mit Akupunktur

Bei manchen bewirken sie Wunder, andere reagieren gar nicht darauf. Sich bei einer Akupunktur hauchdünne Nadeln setzen zu lassen, hat in vielen Fällen eine blutdrucksenkende Wirkung. Wer sich das vorstellen kann, sollte es ruhig einmal ausprobieren. Allerdings ist die Heilmethode aus der Traditionellen Chinesischen Medizin nicht zum Selbermachen geeignet. Sie darf nur von Ärztinnen und Heilpraktikern mit einer entsprechenden Ausbildung gemacht werden. In manchen Fällen übernehmen Krankenkassen die Kosten.

Heilsames Waldbaden

Raus in den Wald und runter mit dem Blutdruck: Das sogenannte Waldbaden gehört in Japan zur staatlich geförderten Gesundheitsfürsorge und wird auch bei uns immer beliebter. Dabei geht es darum, die Heilkraft der Natur in Kombination mit Entspannung zu nutzen. Bäume geben sogenannte Terpene ab, mit denen sie Schädlinge abwehren. Bei Menschen stärken diese Substanzen das Immunsystem und wirken sich auch günstig auf den Blutdruck aus. Gehen Sie zum Waldbaden langsam durch die Natur und nehmen Sie intensiv wahr, wie es duftet, rauscht und raschelt, ohne sich ablenken zu lassen.

Hilfe vom Handy

Lassen Sie sich bei Ihrem persönlichen Gesundheits-Management digital unterstützen. Es gibt inzwischen eine ganze Reihe von Blutdruck-Apps und Wearables dafür. Die Deutsche Hochdruckliga e.V. prüft verschiedene Angebote auf unterschiedliche Parameter und vergibt Prüfsiegel. Welche demnach gut geeignet und zuverlässig sind, erkennen Sie an dem Siegel „Geprüfter Digitaler Gesundheitshelfer".

Blut spenden, Leben retten

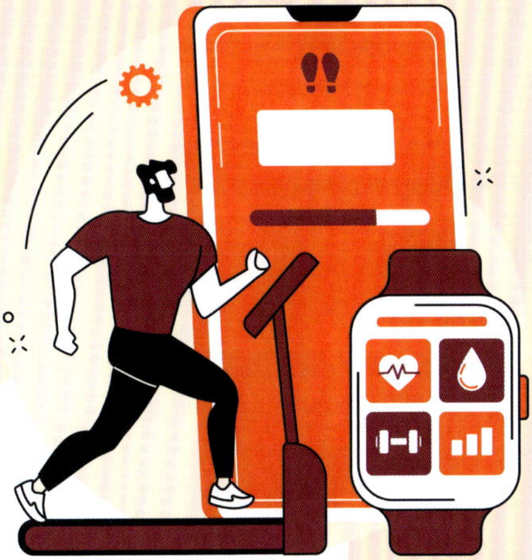

TIPP:

Vom Blutspenden profitieren

Wussten Sie, dass Sie Ihren Blutdruck senken können, indem Sie regelmäßig Blut spenden? Klinische Studien zeigen: Ein Aderlass wirkt sowohl auf den systolischen als auch auf den diastolischen Druck positiv. Klären Sie mit Ihrer Ärztin, Ihrem Arzt oder beim Blutspendedienst, ob Sie von den Vorteilen einer Blutspende profitieren. Damit tun Sie nicht nur etwas für Ihre eigene Gesundheit, sondern auch für die anderer Menschen.

Selbstmotivation:
Ich mache das jetzt!

Bis hier haben Sie viel Wissenswertes über Bluthochdruck erfahren und sind bestimmt voller guter Vorsätze für den Weg von der Theorie in die Praxis. Um erfolgreich zu sein, brauchen Sie zusätzlich eine gehörige Portion Motivation. Hier gibt es bewährte Tipps und Tricks.

Sofort loslegen

Schieben Sie Ihren geplanten Start in ein gesünderes Leben nicht auf die lange Bank. Legen Sie stattdessen möglichst in den nächsten 3 Tagen los. Und zwar nicht gleich mit allem, was Sie sich vorgenommen haben, sondern mit kleinen Dingen, die Ihnen leichtfallen. So haben Sie schnell das gute Gefühl, etwas erfolgreich erreicht zu haben, und bleiben eher dran.

Gleichgesinnte helfen

Ihnen fällt das Aufraffen alleine schwer? Dann suchen Sie sich Partnerinnen oder Partner, die ähnliche Ziele haben wie Sie selbst. Am besten klappt das beim Sport – niemand sagt gerne ab, wenn der Trainingspartner schon in Turnschuhen vor der Tür steht. Auch bei einer Ernährungsumstellung kann es hilfreich sein, wenn die ganze Familie mitzieht.

Keine Ausreden

„Dafür habe ich keine Zeit." Wenn Sie sich bei dieser Ausrede erwischen, sollten Sie innehalten. Haben Sie wirklich keine Zeit? Dann müssen Sie sich klarmachen, wie wichtig Ihre Gesundheit ist, und sich Zeit nehmen. Eine halbe Stunde früher aufstehen, um ein paar Übungen zu machen oder eine Runde zu walken, kann fast jeder.

Konkrete Ziele

„Ab jetzt wird alles besser." Meiden Sie solche allgemeinen Ziele. Legen Sie stattdessen ganz genau fest, was Sie wann tun wollen. Zum Beispiel: Ich fahre dreimal in der Woche mit dem Rad zur Arbeit. Und zwar nicht, weil ich das muss, sondern weil ich es will. So kommen Sie nicht in die Opferrolle, sondern übernehmen selbst die Verantwortung für Ihr Handeln.

Nobody is perfect

Setzen Sie sich nicht zu sehr unter Druck. Es ist völlig normal, dass nicht alles gelingt. Kalkulieren Sie deshalb von Anfang an Rückschläge mit ein und seien Sie geduldig mit sich selbst. Geben Sie nach Fehltritten nicht gleich auf, sondern probieren Sie es einfach immer wieder neu. Vielleicht können Sie aus Erfahrung lernen, indem Sie analysieren, wie es zum Rückschlag kam, um es beim nächsten Mal besser zu machen.

Sich selbst belohnen

Knausern Sie nicht mit Lob für sich selbst. Überlegen Sie sich, was Ihnen Freude macht und nicht ungesund bei Bluthochdruck ist. Dann erstellen Sie eine To-do-Liste, auf der jeder noch so kleine Erfolg notiert wird, und legen fest, wie viele gute Taten Sie erreichen wollen, bevor Sie sich eine Belohnung verdient haben.

Schweinehund zähmen

Ihr innerer Schweinehund kann ganz schön hartnäckig sein. Er wird Ihnen zuverlässig im Weg stehen, wenn Sie aus alten Gewohnheiten herauswollen. Lassen Sie sich von ihm nicht zur Selbstsabotage verleiten. Überlegen Sie, was Sie tun können, wenn Sie Verhaltensweisen ändern möchten. Am besten schaffen Sie das, wenn Sie alte Gewohnheiten durch neue ersetzen, also zum Beispiel beim Fernsehen eine Möhre statt Chips knabbern.

Vertrauen Sie sich selbst

Haben Sie schon mal was von Selbstwirksamkeit gehört? Damit ist die Fähigkeit gemeint, aus eigener Kraft Schwierigkeiten zu meistern, auf sich selbst zu vertrauen und den Mut nicht zu verlieren. Wenn Sie bei Ihren Lebensstilverbesserungen mal nicht weiterkommen, können Sie sich selbst stärken, indem Sie sich vor Augen führen, was Ihnen in diesen (oder auch in anderen Bereichen Ihres Lebens) zuletzt gelungen ist. Solche Gedanken beflügeln.

Auch ohne Lust loslegen

Sie kommen trotz allem nicht in Fahrt? Haben einfach keine Lust, etwas zu ändern, sondern grübeln lieber über neue Ausreden? Überlisten Sie sich selbst und setzen Sie Ihre Maßnahmen trotzdem auf die To-do-Liste. Nach dem Motto „Kein Bock? Dann mach es eben ohne!" ist zumindest der Startschuss gefallen. Oft kommt man dann automatisch in Schwung.

Wichtige Quellen

Ana Rodriguez-Mateos, Geoffrey Istas, Lisa Boschek, Rodrigo P Feliciano, Charlotte E Mills, Céline Boby, Sergio Gomez-Alonso, Dragan Milenkovic, Christian Heiss: Circulating Anthocyanin Metabolites Mediate Vascular Benefits of Blueberries: Insights From Randomized Controlled Trials, Metabolomics, and Nutrigenomics, The Journals of Gerontology: Series A, Volume 74, Issue 7, July 2019, pages 967–976. https://doi.org/10.1093/gerona/glz047.

Correia, R.R., Veras, A.S.C., Tebar, W.R. et al.: Strength training for arterial hypertension treatment: a systematic review and meta-analysis of randomized clinical trials. Sci Rep 13, 201 (2023). https://doi.org/10.1038/s41598-022-26583-3.

Edwards JJ, Deenmamode AHP, Griffiths M, et al: Exercise training and resting blood pressure: a large-scale pairwise and network meta-analysis of randomised controlled trials British Journal of Sports Medicine 2023;57:1317-1326.

Franzen KF, Willig J, Cayo Talavera S, et al.: E-cigarettes and cigarettes worsen peripheral and central hemodynamics as well as arterial stiffness: A randomized, double-blinded pilot study. Vascular Medicine. 2018;23(5):419-425. doi:10.1177/1358863X18779694.

Jongbum Ko, Dalton Deprez, Keely Sha, Jane Alcor, Thomas Hadjistavropoulos, Corey Tomcza, Heather Foulds, Philip D. Chilibeck: Stretching is Superior to Brisk Walking for Reducing Blood Pressure in People With High–Normal Blood Pressure or Stage I Hypertension in Journal of Physical Activity and Health. doi: https://doi.org/10.1123/jpah.2020-0365.

Kaj-Marko Kremer, Ulrike Braisch, Dietrich Rothenbacher, Michael Denkinger, Dhayana Dallmeier and for the ActiFE Study Group: Systolic Blood Pressure and Mortality in Community-Dwelling Older Adults: Frailty as an Effect Modifier.
https://doi.org/10.1161/HYPERTENSIONAHA.121.17530.

Keenan JM, Pins JJ, Frazel C, Moran A, Turnquist L: Oat ingestion reduces systolic and diastolic blood pressure in patients with mild or borderline hypertension: a pilot trial. J Fam Pract. 2002 Apr;51(4):369. PMID: 11978262.

McKay DL, Chen CY, Saltzman E, Blumberg JB.: Hibiscus sabdariffa L. tea (tisane) lowers blood pressure in prehypertensive and mildly hypertensive adults. J Nutr. 2010 Feb;140(2):298-303. doi: 10.3945/jn.109.115097. Epub 2009 December 16. PMID: 20018807.

Sana Majid, Jessica L. Fetterman, Robert M. Weisbrod, Leili Behrooz, Andrew Stokes, Michael J. Blaha, Daniel Conklin, Sanjay Srivastava, Rose Marie Robertson, Aruni Bhatnagar, Rachel J. Keith, Naomi M. Hamburg: Effects of Pod-Based Electronic Cigarette Use on Vascular Health and Relation to Volatile Organic Compound Exposure in Young Adults.
doi: https://doi.org/10.1101/2022.12.16.22283590.

Sachregister

A

ACE-Hemmer 32 f., 36
Adrenalin 9, 16, 32
Akupunktur 136
Alkohol 8, 20, 22, 30 f., 45, 130, 132, 134
Aorta 14 f.
Arterien 8 ff., 14, 16 f., 44, 46, 49
Arteriosklerose 10, 13, 19, 36, 43
Ausdauertraining 23, 26, 144 f.

B

Betablocker 32 f., 115
Bewegung 13, 16, 19, 22 f., 26, 114 f., 123
Blutbildung 47
Blutdrucksenker 22, 35, 39, 44, 46, 114
Blutfette 19, 35, 44, 47
Body-Mass-Index (BMI) 13, 20

C

Cholesterin 36, 48
Corona 39
Cortisol 9, 134

D

Demenz 10 f., 19, 114
Diabetes 12, 16 f., 28, 20, 33, 45, 47, 114
Diastolischer Wert 8 f., 16, 36, 38, 49
Durchblutung 10, 35

E/F

Entspannung 16, 31, 49, 115, 123, 134 ff.
Ernährungsumstellung 19, 42, 44, 138
Fasten 44
Folgeerkrankungen 11, 17, 25

G

Gefäße 8 ff., 11, 13 f., 16, 19, 21 f., 24, 27 ff., 32 f., 34 ff., 37, 42, 47 ff., 115 ff., 134
Gefäßverkalkung 43
Genetik 12, 18, 20, 27, 31
Gewicht 13, 17, 20, 44
Grapefruit 39

H

Herzinfarkt 10 f., 22
Herzmuskel 9 ff., 21 f.
Hormone 9, 16, 24 f., 32, 131 f., 134 f.
Hypertonie 8, 10, 12 f., 16 f., 18 f., 21, 24, 26 f., 30, 34 f., 42, 49, 116, 132, 134

I/K

Immunsystem 37, 46, 48, 114, 136
Kaffee 38, 44 f.
Kohlenhydrate 43
Krafttraining 114 ff., 117

L/M

Langzeitmessung 9, 23
Lebensstil 12, 18, 20, 23, 38, 130
Massagen 136
Medikamente 12, 19 f., 22 f., 25 ff., 29, 31, 36 ff., 39, 132
mmHg 8 f., 13, 18, 27, 29, 34, 36, 39, 43, 46 f., 49, 130, 132 f.

N/P/R

Natrium 17, 25, 27, 33, 44, 46 f., 49
Nebenwirkungen 19, 23, 25, 32 f., 42
Puls 10, 130, 135
Rauchen 8, 12 f., 18, 20, 22, 29, 31

S

Salz 16, 18, 30, 42 f., 45, 47
Schlafen 10, 12, 19, 31, 26, 134
Schlaganfall 10 f., 22
Stoffwechsel 12, 18, 25, 114, 116
Stress 14, 16, 18, 23 ff., 27 f., 30, 32, 34, 115, 130 f., 134 f.
Symptome 8, 10, 18, 24
Systolischer Wert 8 f., 16, 29, 36, 38 f., 47, 49

U/V

Übergewicht 8, 12 f., 17 ff., 21, 25, 25, 28, 45, 47, 114
Ursachen 10, 12, 18 f., 25, 27, 134
Venen 8, 14

Rezeptregister

A

Apfel
- Kürbis-Apfel-Suppe mit Räucherfisch 98
- Sellerieschnitzel mit Apfelmeerrettich 94

Asia-Gurkensalat mit Erdnüssen 88

Aubergine
- Mediterranes Grillgemüse 102
- Orientalischer Auberginensalat 90
- Vollkorn-Pasta mit Auberginen-Sugo 68

Avocado-Smoothie mit Roter Bete 58

B/C

Banane
- Bananen-Nuss-Brot 104
- Müsliriegel mit Datteln und Mandeln 106

Bohnen: Gemüse-Bohnen-Topf à la Provence 70

Blumenkohl-Kürbis-Curry 84

Brötchen mit Dinkel und Kernen 56

Sommerlicher Buchweizenporridge 54

Champignons
- Dinkel-Bowl mit Ofengemüse 74
- Putengeschnetzeltes mit Reis 86

D/E

Dinkel-Bowl mit Ofengemüse 74

Eier
- Bananen-Nuss-Brot 104
- Brötchen mit Dinkel und Kernen 56
- Fischküchlein mit Gemüse und Dip 80
- Omelett mit Gurken-Lachs-Topping 60
- Pfannkuchenröllchen mit Currymöhren 96
- Sellerieschnitzel mit Apfelmeerrettich 94
- Sesamforelle mit Lauchkartoffeln 78

Erdbeeren: Sommerlicher Buchweizenporridge 54

F

Fenchelrohkost mit Birnen und Feta 92

Feta
- Fenchelrohkost mit Birnen und Feta 92
- Paprika-Reis-Pfanne mit Feta 66

Fisch
- Fischküchlein mit Gemüse und Dip 80
- Kürbis-Apfel-Suppe mit Räucherfisch 98
- Ofenlachs mit Gorgonzola-Spinat 76
- Omelett mit Gurken-Lachs-Topping 60
- Sesamforelle mit Lauchkartoffeln 78

Frischkäse
- Pfannkuchenröllchen mit Currymöhren 96
- Putengeschnetzeltes mit Reis 86
- Sellerieschnitzel mit Apfelmeerrettich 94
- Sesamforelle mit Lauchkartoffeln 78

G/H

Gemüse-Bohnen-Topf à la Provence 70

Gemüsecurry, veganes, mit Quinoa 72

Gurke
- Asia-Gurkensalat mit Erdnüssen 88
- Omelett mit Gurken-Lachs-Topping 60

Haferflocken
- Müsliriegel mit Datteln und Mandeln 106
- Müsli Bircher Art mit Pflaumen 52

Hähnchen: Orientalischer Hähnchen-Couscous 82

Heidelbeeren
- Avocado-Smoothie mit Roter Bete 58
- Pancakes mit Frozen Beerenquark 108

Himbeeren
- Salat mit Himbeeren und Steakstreifen 100
- Sommerlicher Buchweizenporridge 54

I/J

Ingwer
- Asia-Gurkensalat mit Erdnüssen 88
- Avocado-Smoothie mit Roter Bete 58
- Blumenkohl-Kürbis-Curry 84
- Veganes Gemüsecurry mit Quinoa 72
- Veganes Linsen-Dal 64

Joghurt
Müsli Bircher Art mit Pflaumen 52
Sommerlicher Buchweizenporridge 54
Sellerieschnitzel mit Apfelmeerrettich 94

K/L

Kartoffeln
Ofenlachs mit Gorgonzola-Spinat 76
Orientalischer Hähnchen-Couscous 82
Sesamforelle mit Lauchkartoffeln 78
Kichererbsen
Dinkel-Bowl mit Ofengemüse 74
Orientalischer Hähnchen-Couscous 82
Kohlrabi: Fischküchlein mit Gemüse und Dip 80
Kürbis-Apfel-Suppe mit Räucherfisch 98
Linsen-Dal, veganes 64

M

Mediterranes Grillgemüse 102
Möhre
Fischküchlein mit Gemüse und Dip 80
Gemüse-Bohnen-Topf à la Provence 70
Orientalischer Auberginensalat 90
Orientalischer Hähnchen-Couscous 82
Dinkel-Bowl mit Ofengemüse 74
Pfannkuchenröllchen mit Currymöhren 96
Müsli Bircher Art mit Pflaumen 52
Müsliriegel mit Datteln und Mandeln 106

O/P

Ofenlachs mit Gorgonzola-Spinat 76
Omelett mit Gurken-Lachs-Topping 60
Orientalischer Auberginensalat 90
Orientalischer Hähnchen-Couscous 82
Pancakes mit Frozen Beerenquark 108
Paprika-Reis-Pfanne mit Feta 66
Paprika
Mediterranes Grillgemüse 102
Paprika-Reis-Pfanne mit Feta 66
Veganes Gemüsecurry mit Quinoa 72
Pfannkuchenröllchen mit Currymöhren 96
Putengeschnetzeltes mit Reis 86

Q/R

Quark
Brötchen mit Dinkel und Kernen 56
Fischküchlein mit Gemüse und Dip 80
Pancakes mit Frozen Beerenquark 108
Reis
Paprika-Reis-Pfanne mit Feta 66
Putengeschnetzeltes mit Reis 86
Rote Bete: Avocado-Smoothie mit Roter Bete 58

S

Salat mit Himbeeren und Steakstreifen 100
Sellerie
Gemüse-Bohnen-Topf à la Provence 70
Sellerieschnitzel mit Apfelmeerrettich 94
Sesamforelle mit Lauchkartoffeln 78
Spinat: Ofenlachs mit Gorgonzola-Spinat 76

V/W/Z

Veganes Gemüsecurry mit Quinoa 72
Veganes Linsen-Dal 64
Vollkorn-Pasta mit Auberginen-Sugo 68
Weintrauben: Apfelmüsli mit Trauben 52
Zucchini
Dinkel-Bowl mit Ofengemüse 74
Mediterranes Grillgemüse 102
Omelett mit Gurken-Lachs-Topping 60
Zoodles-Pasta mit Schmortomaten 62

VISITE

ZUM AUTOR

Die NDR-Sendung VISITE steht als Gesundheitsmagazin seit mehr als 50 Jahren mit über 1000 Sendungen für medizinische Glaubwürdigkeit und Kompetenz. Wichtige Gesundheitsinformationen bilden dabei den Schwerpunkt. Dabei geht es nicht nur darum, Fakten weiterzugeben, sondern auch komplizierte Inhalte ansprechend zu verpacken, sodass Medizin richtig spannend wird. Die VISITE-Redaktion erstellt Reportagen und berichtet über Krankheiten, Diagnosen und die neuesten Therapien. Es kommen regelmäßig Fachärztinnen und -ärzte zu Wort, die alle relevanten Themen aus der medizinischen Praxis erläutern.

BILDNACHWEIS

Pauline Karlson: S. 11, 15, 116, 117, 118, 119, 120, 121, 122, 123, 124, 125
NDR/Hendrik Lüders: S. 4
Claudia Timmann: S. 71

IMPRESSUM

Hinter jedem tollen Buch steckt ein starkes Team

Projektleitung: *Kathrin Ullerich, Simone Bauer*
Texte: *Franziska Pfeiffer*
Rezeptentwicklung: *Cora Wetzstein, Martina Kittler*
Lektorat: *Kathrin Gritschneder*
Covergestaltung: *Ina Zimmermann*
Grafische Gestaltung und Satz: *Ina Zimmermann, Georg Feigl*
Fotografie: *Mathias Neubauer (andere siehe Bildnachweis)*
Foodstyling: *Manuel Weyer*
Illustrationen: *Shutterstock, Pauline Karlson*
Herstellung: *Frank Jansen*
Producing: *Jan Russok*
Druck & Bindung: *optimal media GmbH, Röbel*

2. Auflage 2025

Neumühlen 17, 22763 Hamburg
ISBN: 978-3-96584-509-1
Redaktionsanschrift:
ZS, Edel Verlagsgruppe GmbH,
Kaiserstraße 14b, 80801 München
www.zsverlag.de/kontakt
www.edelverlagsgruppe.de/kontakt

LIEBE LESER, LIEBE LESERINNEN

wie schön, dass Sie ein Buch von ZS in den Händen halten. „jetzt leben!" ist das Motto unseres Verlages. Es steht für Genuss und Inspiration, Unterstützung und Motivation. Ob Kulinarik oder Fitness, Gesundheit oder Lebenshilfe – seit über 30 Jahren bieten wir kompetente Ratgeber für (fast) alle Lebenslagen. Wir lieben Tradition genauso wie Innovation – sie treiben uns an. Unsere Autorinnen und Autoren sind Menschen, die zu ihrem Thema wirklich etwas zu sagen und zu schreiben haben. Unsere Produkte sind erzählerisch, appetitmachend und als gedruckte Bücher haptisch echte Erlebnisse. Für Sie mit ganz viel Liebe gemacht! Entdecken Sie mehr aus unserer wunderbaren Welt!

UNSER VERLAGSHAUS

Mit Standorten in München und Hamburg zählt die Edel Verlagsgruppe zu den größten unabhängigen Buchanbietern Deutschlands. Zur Edel Verlagsgruppe gehört unter anderem ZS mit seinen Lizenzmarken Dr. Oetker Verlag, Kochen & Genießen und Phaidon by ZS.

ZS - Ein Verlag der Edel Verlagsgruppe
www.zsverlag.de
www.facebook.com/zsverlag
www.instagram.com/zsverlag